# 치아 건강과 영양의 모든 것

치아 건강과 영양의 모든 것

# Evidence-based Nutritional Biomedicine

초판 1쇄 인쇄 | 2025년 03월 25일
초판 1쇄 발행 | 2025년 04월 15일
지은이 | 박광균
펴낸이 | 최몽순
펴낸곳 | 조윤커뮤니케이션
디자인 | 윤영화
출판등록 | 제 2022-000161호
등록일자 | 2001년 4월 13일
주소 | 서울 종구로 삼봉로 81 두산위브 파빌리온 703호
전화 | 02-730-8841 팩스 | 02-730-8814
이메일 | joyoon10@naver.com
ISBN 979-11-91779-19-6 13510


값 40,000원
도서 구입문의 | 02-583-2296
※아트공명은 조윤커뮤니케이션의 임프린트입니다.

근 거 중 심 의 영 양 의 약 학 클 라 스

치아 건강과 영양의 모든 것

# Evidence-based Nutritional Biomedicine

박광균 지음

JOYOON Communications

머리말

○

# 치아 건강을 지키는 합리적인 생활습관과 영양관리법

나는 대학에서 생화학을 전공하고 치과대학에 다시 진학하여 치과의사가 되었다. 그러나 임상의사로서의 길 대신 기초의학인 생화학을 의과대학에서 전공하여 박사학위까지 취득하였다. 의과대학과 치과대학에서 교수로 재직하면서 학술진흥재단 생명과학단장, 자연과학단장, 공학단장을 거쳐서 한국연구재단 의약학단장으로 국가 과학발전을 도모하였다. 이와 함께 학문적으로 암 예방에 관하여 연구하였고 대한암학회, 대한암예방학회, 한국약용작물학회, 대한치의학회 등에서 학술활동은 물론 학회 임원으로서도 활동하였다.

영양의약학 연구의 시작은 이렇다. 나는 우리나라 어느 의, 치대에서 영양학과 독성학을 배우지 않을 때 대학원에서라도 개설하자고 제시했고 결국 강의를 개설할 수 있었다. 강의 준비를 하며, 영양과 독성에 대하여 더 많은 것을 알 수 있었다. 또 영양제에 대한 이야기를 자주 하다 보니 주위 친구들이나 지인들의 여러 질문에 답을 준비하며 생활에 유익을 주는 영양제에 대해서도 나름 이론을 갖게 되었다. 생각한 것보다 영양에 대해 사람들이 모르거나 잘못 알고 있는 것이 많았다. 그래서 영양에 대한 지식을 알리는 것이 중요하다는 것을 알았다. 절실히 느꼈다. 인터넷 언론을 통해서 영양에 대한 칼럼을 게재하면서 많은 격려와 질문을 받았다. 그리고 나 스스로 하나씩 정리를 하며 제안도 받고 영양을 중심으로 이 시대 의미 있는 영양에 관한 서적을 출간하게 되었다. 일반인들의 질문을 받으며, 수긍 가는 부분도 있지만 중요한 내용이 잘못 전달되는 것을 보면서 정확한 내용을 과학적으로 설명하고 전달해 쉽게 풀어서 설명하려고 했다. 우선 새로운 생활의학에 대한 책과 정보를 최대한 찾아 확인하고 정리도 하고 묵상도 하였다. 과거에 내가 알고 있는 지식이라도 편견 없이 과학적 근거를 가지고 정보를 제공하려고 했다. 그래서 가능한 원 논문을 찾아보고, 원 기사를 찾아 잘못된 내용들을 수정하고 풀어서 정확한 정보를 제공하려 했다. 상업적 논리는 가능한 배제하고자 하였다. 생명이기에 어느 집단의 이익을 중심으로 과장되거나 왜곡되어서는 안 되기 때문이다.

건강한 치아를 '신체 오복' 중 하나로 꼽힐 만큼 중요하다. 치아는 단순 저작기능뿐 아니라 자율신경의 균형을 유지하면서 치아에 문제가 생기면 일상생활이 크게 불편해지고 삶의 질도 하락하기 때문이다. 더구나 치아는 인체 다른 조직과 달리 한 번 손상되면 자연 회복하기 어렵다. 또 치아우식과 치주질환으로 인한 염증물질은 혈류를 타고 전신에 영향을 미쳐 당뇨, 폐렴, 치매, 심혈관계질환 등의 발생위험을 높인다.

〈근거중심의 영양 의약학: 치아 건강과 영양의 모든 것〉은 치아 건강의 중요성을 제시하면서 치아 건강을 지키기 위한 치아 관리법과 영양 관리법을 제공한다. 생애주기 영양과 구강건강, 전신 건강에 대한 구강 건강의 영향, 임산부의 구강보건과 필요 영양소, 노인의 구강보건과 필요 영양소 등 총 4장으로 구성하였다.

세부적으로 실천해야 할 치아건강을 지키는 합리적인 생활습관과 영양관리법을 제시하는 이 책은 구강과 그 기능은 전신 질환과 상태를 치료하는 데 사용되는 약물 및 기타 치료법에 의해 악영향을 받을 수 있다는 점을 강조한다. 의약품 복용은 구강 건조증의 부작용이 있는 경우가 많지만, 그 밖의 일반적인 결과로는 구내염, 침의 흐름 감소, 맛의 변화, 구강궤양, 식사, 씹기, 삼키기의 어려움 등이 있다. 이 모든 것이 영양, 치료 순응도, 전반적인 삶의 질에 영향을 미칠 수 있다. 노인들은 만성 질환을 관리하기 위해 사용하는 약물의 양이 많기 때문에 구강 건조증의 위험이 더 높다. 세계 인구의 노령화와 함께 이 문제는 증가할 가능성이 높다.  전문가 입장에서 결국 지나친 영양제 의존을 지양하되 추가적인 연구로 효과를 검증할 필요가 있다는 점을 강조하고 싶다.

결론적으로 이 책은 예방의학적 관점에서 치아 건강과 영양을 위하여 영양 균형을 어떻게 맞추어 가야 하는지에 대해서 정확한 근거 자료를 통해서 제시하고자 노력하였다는 점을 강조하고 싶다.

끝으로 이 책이 일반 대중에게 영양과 건강에 대하여 1차적으로 알리는 역할을 하는 약사를 비롯한 전문인들에게 유익한 지침서가 되길 기대한다.

# 차례

## Chapter 2 전신 건강에 대한 구강 건강의 영향

## Chapter 3 임산부의 구강보건과 필요 영양소

## Chapter 4 노인의 구강보건과 필요 영양소

프롤로그

○

# 생애주기 영양과 구강건강

치아 건강을 위해 칫솔질 열심히 하라는 말은 어렸을 때부터 귀가 따갑게 들었을 것이다.[1-7] 하루 3번, 식사 후 3분 이내에, 한 번에 3분 이상 칫솔질을 해야 한다는 3-3-3 원칙도 끊임없이 들었다.[1-3,7] 그럼에도 불구하고 현실은 시간 없어서 닦지 못하고, 귀찮아서 닦지를 않고, 잊어버려서 못 닦고, 직장이나 학교에서 칫솔질 할 데가 마땅치 않아서 닦지 못하는 등 다양한 이유로 칫솔질을 소홀히 하고 있다. 그렇다고 칫솔질만으로 치아 건강을 모두 챙길 수는 없다.

우리 신체는 태어난 후 점차 나이가 들며 계속 변한다. 미성숙한 영유아기로부터 시작해 건강한 청장년기를 거쳐서 모든 신체 기능이 퇴행하는 노년기까지 변화는 지속한다. 이런 과정은 치아 건강도 똑같이 겪는다. 입속 환경이 연령별로 바뀌며 발생 위험이 높은 구강질환과 중점적으로 관리해야 할 내용이 달라진다. 그렇기 때문에 치아 등 구강 건강은 연령별로 변화를 주고 관심을 가져야 잘 지킬 수 있다. 식후 바로 양치질을 하는 것이 꼭 중요하지는 않다. 왜냐하면 침이 자체적으로 자정 기능을 하기 때문이다. 오히려 탄산, 에너지 음료, 오렌지 주스 등의 산성음료를 마시고 3분 이내 양치질을 하면 산성으로 약화된 치아에 손상이 가중될 수 있다.[1,8-13] 산성음료를 마신 후에는 물로 입안을 헹구고 30분 정도 지난 후에 양치질을 하는 것이 치아 손상을 막는데 도움이 된다.[14] 연구에 따르면 식사의 내용으로 인해 식사 직후에 치아가 약화 될 수 있다. 30분 동안 기다리는 것은 입안의 pH 수준의 균형을 맞추는 데 도움이 될 수 있고, 치아와 에나멜질이 다시 단단해질 수 있는 시간을 줄 수 있다. 먹거나 마시기 전에 양치질을 한 후 최소 30분 이상 기다려야 한다는 권고는 주로 치약에 들어있는 불소가 치아에 흡수되는 시간을 허용하는 것이다. 불소는 대부분의 치약 제형에 들어가는 핵심 성분으로 치아 에나멜질을 튼튼하게 하고 충치를 예방하는 데 도움을 준다. 불소치약으로 양치질을 하면 불소가 치아에 보호막을 형성해 에나멜질을 재광화(remineralization)시켜 세균이나 음식으로부터의 산성 공격에 더 잘 견디게 해준다. 그러나 칫솔질 후 즉시 음식이나 음료를 섭취하면 치아에 완전히 흡수되기 전에 불소를 씻어 낼 수 있다. 먹거나 마시기 전에 약 30 분 동안 기다리면 불소가 효과적으로 작용하고 치아에 최대한의 이점을 제공 할 수 있는 충분한 시간을 준다. 결과적으로 불소가 치아 표면에 코팅되어 하루 종일 치아를 계속 보호할 수 있게 해준다. 나아가, 양치질은 일시적으로 에나멜질을 약화시킬 수 있기 때문에 기다리는 것이 좋다. 특히 세게 양치질을 하거나 단단한 칫솔을 사용 경우 더 그렇다. 먹거나 마시기 전에 기다리는 것은 에나멜이 다시 굳어지고 산성 또는 단 음식과 음료로 인한 손상의 위험을 줄일 수 있는 시간을 줄일 수 있다.

전반적으로, 식사나 음주 전에 양치질을 한 후 적어도 30분을 기다리는 것은 불소의 이점을 극대화하고 충치와 손상으로부터 치아를 보호하는 데 도움이 될 수 있다. 신선한 침이 입안으로 흘러들어감에 따라 천천히 입안의 pH 수치를 높여 에나멜질이 회복될 수 있게 된다. 특히 에나멜질에 해를 끼칠 수 있는 산성 음식과 음료는 물론 산성 역류도 염두에 두어야 한다. 낮에는 바로 양치질을 하지 않아도 침의 자정 작용(自淨作用)과 혀의 움직임이 치태 형성을 제한한다. 그렇지만 잠을 자는 동안은 다르다. 잠을 잘 때에는 침이 흐르지 않아 그대로 음식물이 치아에 달라붙어 세균이 증식한다.[15-17] 그러므로 잠자기 전의 양치질은 어떤 시간보다도 중요하다. 또한 밤새 이 사이에 낀 채 발효된 음식물을 제거하기 위해서는 아침에 일어난 직후에 양치질을 해주는 것이 좋다. 아침, 점심, 저녁으로 하루 3번으로 국한될 필요는 없다. 다만, 자기 전, 기상 직후에는 꼭 양치질을 하고 낮 시간은 본인의 식사 패턴에 맞게 조절하는 것이 중요하다. 3분 동안 꼭 양치질을 하여야 하는 것일까?[1-3,7] 이를 닦는 시간보다 치아 표면에 치태가 남아 있지 않도록 칫솔질을 하는 것이 중요하다. 개인의 칫솔질 속도와 상황에 맞게 안 닦이는 부위가 없도록 구석구석 꼼꼼하게 칫솔질을 하며, 칫솔질 시간보다 모든 치아 표면에 치태가 남아 있지 않도록 하는 것이 중요하다. 치아 건강을 위해 하루 3번, 식후 3분 이내, 3분 이상 양치질하는 3-3-3 원칙을 따라야 한다고 알려져 있다. 그렇지만 음식 종류에 상관없이 매일 3-3-3 원칙을 따르면 오히려 치아가 손상될 수도 있다.[3,18-25] 음식에 따라서는 식후 3분 이내 양치질이 치아 표면을 보호하는 에나멜질을 손상시킬 수도 있다. 산도가 높은 탄산음료, 맥주, 차와 커피, 주스, 식초가 포함된 음식, 이온음료 등을 마시고 바로 양치질 하면 산성으로 코팅된 치아와 치약의 연마제가 만나 치아 표면이 부식될 수 있다. 탄산음료나 산도가 높은 음식을 먹은 후에는 오히려 물로 입안을 헹구고, 30분 후에 양치질을 하는 것이 바람직하다. 잠을 자는 한밤중에 구강 내에는 세균이 가장 많이 늘어나기 때문에 음식을 먹지 않았더라도 자기 전에 양치질을 해야 한다. 하루에 4번 양치질을 할 것을 추천한다. 잠을 자는 동안에는 침에 의한 세정작용(洗淨作用, scavenging effect)이나 입술 안쪽에 의한 자정작용(自淨作用)이 일어나지 않기 때문에 자기 전에 양치질을 신경 써서 하는 것이 좋다. 잠자기 전의 양치질을 할 경우 칫솔질을 3분 정도 꼼꼼하게 한 후, 제일 안쪽에 있는 어금니와 염증이 있거나 피가 나는 불편하고 약한 잇몸에 각각 1분 정도 치실 또는 치간 칫솔을  사용하고, 잇몸 마사지와 소금물 헹구기를 1분 정도 시행하는 등 6분 정도의 양치질을 하면 좋다.[19] 칫솔에 물을 묻히고 양치질을 하는 사람들이 많은 데, 이럴 경우 치약의 효능이 떨어질 수 있다. 치약에는 치아를 피복하고 있는 치태를 벗겨내는 연마제를 비롯하여, 누구나 세제처럼 거품을 내 이물질을 제거하는 계면활성제, 충치를 예방하는 불소, 방부제, 향미제, 감미제 등과 같은 다양한 성분이 들어 있다. 연마제는 치약의 50% 이상을 차지하며, 치아 표면을 연마해 때와 얼룩을 없애고, 치아의 광택을 유지시키는 역할을 한다. 연마제는 물에 닿으면  성분이 희석되면서 농도가 낮아지기 때문에 기능이 약해진다. 치약에 물을 묻히면 치약 속의 계면활성제가 먼저 활성화 되면서 거품이 쉽게 일어나 양치질하기 쉽고, 더 깨끗하게 닦이는 기분이 들지만 실제로는 이 때문에 충분한 시간 동안 치아를 닦지 않을 가능성이 있다. 치약을 많이 짜서 양치질을 하면 치아에 붙어있는 치태나 찌꺼기들을 닦아주는 연마제나 거품을 만들어주는 계면활성제 양이 늘어나는 덕에 더 상쾌하고 개운한 느낌을 받는다. 하지만 계면활성제 등이 입안에 남아 있으면 입안을 건조하게 만들어 입 냄새를 유발하고 세균 번식이 쉬어진다. 성인의 경우 칫솔모 전체의 3분의 1 또는 2분의 1 정도의 양이면 적당하다.[3,26-30] 또한 칫솔모 위에 두툼하게 묻히는 것이 아니라 칫솔모 안으로 스며들 수 있도록 눌러 짜 사용해야 치아 깊숙한 곳까지 닿아 양치질 효과를 높일 수 있다. 소금으로 하는 양치질은 잇몸과 치아를 손상시킬 수 있다.[3,18,31-34] 특히 굵은소금으로 양치질한 후에는 개운한 느낌을 받을 수 있는데 이것은 치아가 마모되기 때문이다. 최근에는 예전보다 끈적이고 점착성이 높은 음식도 더 많아져서 소금으로 양치하는 것이 치약을 이용하는 것보다 양치질 효과가 떨어진다. 다만 하루 한 번 정도 농도가 짙지 않은 소금물로 입안을 헹구는 것은 구강건강에 좋다. 미백 치약은 치아의 착색을 막아주는 효과가 있지만 치아의 색을 눈에 띄게 변화시키지는 못한다. 치아 미백을 받고 미백 치약을 계속 사용할 경우에는 시너지 효과가 있어, 미백 치료를 받은 후 치아 색을 유지시키는 목적으로 미백 치약을 사용한다면 효과를 볼 수 있다. 하지만 오랜 시간 과도하게 사용하면 일반 치약보다 강화된 연마제 성분과 과산화수소(過酸化水素, hydrogen peroxide) 성분으로 잇몸 손상이 발생할 수 있고, 치아 상태에 따라 치아과민증(시린증, 충치나 치주질환 등으로 인해 상아질이 노출되었을 경우 뜨겁거나 찬 음식, 칫솔질 등을 포함한 촉각적, 열적, 화학적 자극에 의해 치아 신경이 자극 되어 통증을 유발하는 병증을 말한다.) 등 부작용이 생길 수 있어 무분별한 사용은 추천하지 않는다.

왜 식후 3분 이내에 양치질을 하는 것이 좋다는 말이 나왔을까? 1940년대 스테판(Stephan RM)이 처음 발표한 스테판 곡선(Stephan's curve, 포도당용액 양치 후 나타나는 치면 세균막 pH의 변화 곡선을 말한다. 이때 탈회가 가능한 수소이온 농도(pH)는 약 5.0~5.5 내외이다. 이를 임계 pH라고 한다. 일반인의 경우, pH가 정상 수준으로 회복되는 데는 약 20~30분이 소요된다. 이는 타액의 자정작용에 의한 것인데, 만일 수면 중이나 타액 감소증 환자의 경우에는 타액 분비가 적기 때문에 치면 세균막 pH는 쉽게 회복되지 못하여 우식발생이 급격히 심해진다.)은 충치와 관련하여 당질인 설탕이 섭취 후 구강 내에서 어떤 일이 발생하는지 보여주는 그래프이다.[35-41] 당분 용액으로 입안을 헹군 후 나타나는 입안의 산성도가 시간에 따라 어떻게 변하는지를 실험 후 측정한 결과이다. 입안을 헹구면 입안의 세균이 당분을 산으로 변화시켜 pH가 떨어지기 때문에 치아 표면의 탈화가 발생한다. 즉 당분을 함유한 음식물을 섭취하면 구강 내의 산성도가 낮아져 전체적으로 산성을 띄게 된다. 이럴 경우 일시적으로 치아 표면이 탈회되고, 약해질 수 있으며, 충치에도 더욱 취약해진 상태가 된다. 치아 표면의 탈회가 발생하기 시작하는 pH는 5.5~5.0 사이이며, 당질 섭취 후 빠르게 진행되었다가 약 5분정도에 가장 높아진다.[42] 그렇기 때문에 식후 3분 이내에 양치질을 하라는 말은 빠르게 진행되는 산성화를 막고, 치아 표면이 약해지기 전에 보호하지는 취지의 권고 사항이다. 그러나 오히려 애매하게 5분~10분 후에 양치질을 하게 되면 치아의 표면이 산에 의해 약해진 상태에서 치약의 연마제와 칫솔질로 인해 치아가 마모될 위험이 있다. 특히 잇몸이 약하고 치아가 시린 사람은 연마제 성분이 덜 들어간 치약과 부드러운 칫솔모 사용 외에도 양치질 하는 시간도 주의하면 도움이 된다.

그렇지만 실생활 속에서 식사 후 언제 양치질을 하는 것이 좋을지에 대해 무조건 3분 내 시간 엄수 원칙을 세우면 실행하기가 용이하지 않다, 언제나 집에서 식사를 하는 것도 아니고, 외식이나 약속이 있을 경우 3분 이내에 양치질 하는 것은 쉽지 않을 수 있다. 나아가 식사 후에 무조건 구강 내가  산성이 되고, 그 상태가 지속되는 경우 충치에 취약해 치아와 잇몸이 건강해 질 수는 없다. 다행히 구강 내의 타액은 스스로 자정작용을 한다. 스테판 곡선에서 pH가 점차 높아지고, 입안은 산성에서 점차 중화되어 가는 것을 알 수 있다. 이렇기 때문에 차아의 표면은 산에 의한 탈회 위험에서 점차 벗어날 수 있다. 보통 정상 pH를 회복하는 데에는 30~30분 소요된다. 물론 불소 존재 시 이 시간은 더 짧아진다. 만약 3분 이내로 칫솔질을 하지 못하였다면, 입안을 물로 깨끗하게 헹군 후 20~30분 후에 양치질을 하는 것이 에나멜질 보호에 도움을 준다. 구강 내의 산성화로 인한 치아 표면 탈회 및 마모를 줄이기 위해서 식사 후 즉시 양치질 하면 안 되는 음식물이 있다. 신 음식, 식초, 과일, 과일 음료, 탄산음료, 맥주, 와인, 이온음료 등 산성을 띄는 음식들이다. 이들 음식은 먹고 나면 입안을 빠르게 산성화시키므로, 오히려 식후 바로 양치질을 할 경우 치아의 탈회가 빨라지고, 마모 위험성이 높아진다. 콜라나 사이다와 같은 탄산음료를 마신 후에는 30분 후에 칫솔질을 하는 것이 좋다. 이온 음료는 체내에 흡수되는 과정에서 알칼리성을 띠나, 구강 내에서는 입안의 세균과 만나 산성을 띠는 음료이다.

Chapter
1

# 생애주기 영양과 구강건강

# 이가 처음 나기 시작하는 영유아 - 부모의 구강관리 교육 중요

처음 이가 나는 시기에 이뤄지는 구강 건강관리는 평생 구강 건강의 기초가 되고, 매우 중요하다. 그렇기 때문에 부모에게 아이가 치아가 나기 전부터 영유아 구강관리에 대해 교육 받을 것을 권장하고 있다.[43] 영유아는 스스로 구강 청결관리를 유지하기 어려우므로 항시 보호자의 관리를 받아야 한다. 그러므로 영유아의 구강건강 증진을 위해서는 정기적인 검진을 장려하고, 양육하는 부모의 관심도를 높여 자녀의 구강건강 관리를 적극적으로 할 수 있도록 교육하는 것이 필요하다. 아이는 이가 처음 나는 생후 6개월경부터 주기적인 치과 방문이 추천된다. 치아와 관련된 질환 이외에도 연조직 질환, 구순구개열 등 영유아의 구강건강 및 나아가 성인기 구강건강에 영향을 미칠 수 있는 다양한 습관과 질환들이 존재할 수 있는 시기이기 때문이다. 영유아시기에 조기 구강검진은 중요하다. 유아들은 영양과 건강관리에 있어서 부모에게 의존

된다. 부모의 태도는 아이들의 건강관리의 질과 매우 관련이 있고, 게다가 올바른 구강건강관리에 동기를 부여한다. 부모의 치아우식 경험이 많을수록 아이의 치아우식증 발생이 증가한다. 그리고 부모의 치아우식은 아이에게 전달된다. 또한 부모의 인종, 나이, 교육과 수입은 아이의 치아 우식 발생에 관련이 있다.

# 유치가 자리 잡는 유아시기 -
# 잘 때 젖병 사용 지양

생후 6~7개월에 아래턱(하악)에서 첫 유치가 출현한 후 유치열기는 3살 정도에 20개 모두 완성된다.[44] 생후 30개월 경 70%의 어린이에서 모든 유치가 맹출한다. 만약 아이가 생후 16개월까지 유치가 맹출하지 않으면 방사선 검사를 통해 치아 형성 장애나 맹출 장애를 검사받아야 한다. 유치가 나기 시작하면서 밤중 수유, 젖병을 물고 있거나, 음식물을 오래 물고 있는 습관 등으로 유아기 우식증(early childhood caries, ECC)이 발생하기 쉽다. 71개월 미만의 어린아이에게 하나 이상의 치아 우식증이 있으며, 치아 우식증으로 인한 상실 치아가 있으며,[45,46] 충전 치아 존재 시 유아기 우식증으로 정의한다. 치우 우식증을 예방하기 위해 유치가 맹출 후 자리 잡는 시기동안 수면 시 젖병 사용을 지양하며, 야간 수유 횟수를 제한 할 것을 권고한다.[47-49] 이 시기에 적은 양의 치아 마모를 동반한 이갈이는 생리적 현상으로 간주된다. 또 구강 호흡이 있는 아이의 경우 가급적 만 4세 이전에 호흡을 정상화하기 위한 이비인후과 진료가 필요하다.[50-56] 이 시기 유치의 조기 상실이 있으면 필요에 따라 공간을 유지해 줄 수 있는 장치를 사용할 수 있다.[57-59] 앞니나 어금니의 반대교합은 환자의 성숙도와 협조도에 따라 치료를 시작할 수 있는 시기이다.[60] 국소 불소도포는 6개월마다 또는 아이의 상태를 고려해서 정기적으로 시행한다.[61-70] 2살 이후부터는 6개월 마다 치면 세마(아이에 따라 주기 결정)를 시행하고, 구강질환, 습관, 손상에 대해 필요한 치료를 받아야 한다.[71] 또 언어와 말하기 발육 평가를 시행해야 한다. 2020년 세계소아치과학회(IAPD) 방콕 선언의 목적은 유아기 우식증(ECC)을 증거 기반으로 정의하는 것과 유아기 우식증(ECC)의 원인, 위험요인 및 유아기 우식증(ECC)을 감소시키기 위한 방법에 관련된 증거를 공동으로 이해할 수 있도록 전 세계적인 지지를 구하고자 하는 것이다. 또한 이러한 만성 질환을 감소시키기 위한 공동의 접근 방법과 정책을 동원하고자 하는 목적도 있다. 이러한 배경을 가지고, 세계소아치과학회(IAPD)의 후원으로 전 세계 11인의 전문가가 소집되어 본 선언문을 만들게 되었다. 유치는 영구치를 위한 공간을 유지하며, 유치에 치아 우식증이 있을 경우 만성 통증, 감염 및 기타 질병으로 이어질 수 있으므로 유치의 건강은 어린이의 행복에 필수적이다. 유아기 우식증은 예방할 수 있으나, 현재 전 세계 6억 명 이상의 어린이가 이 질환에 이환되어 있고, 대부분은 치료받지 않은 채 남아있다. 유아기 우식증은 어린이와 가족들의 삶의 질에 큰 영향을 미치며 사회에 불필요한 부담을 안겨준다. 유아기 우식증은 다른 형태의 치아 우식증과 마찬가지로 바이오 필름이 매개하고, 설탕에 의한 것이며, 다양한 요인이 영향을 미치는 동적인 질환으로 간주되고 있다. 유아기 우식증은 치아 경조직의 탈회와 재광화의 불균형을 초래한다. 치아 우식증은 개인의 환경과 연관된 생물학적, 행동학적, 그리고 심리사회학적 요인들에 의해 결정된다. 유아기 우식증은 과도한 설탕 섭취와 연관된 다른 종류의 비전염성 질환들, 즉 심혈관 질환, 당뇨, 비만과 공통의 위험요인을 공유한다. 과도한 설탕 섭취는 치아에 부착하는 미생물로부터 지속적인 산 생성을 초래하고 구강 미생물총 및 바이오 필름 pH의 조성을 변화시킨다. 이것이 지속되면, 치아 구조물은 탈회된다. 어떤 경우에는 유아기 우식증이 에나멜질의 발육 결함과 관련되어 있다. 유아기 우식증에 대한 예방 및 관리는 3 단계로 구성할 수 있다. 1차 예방은 부모 및 보호자와 보건 종사자들의 구강보건 정보 이해 능력을 향상시키는 것, 음료 및 음식 속의 설탕을 섭취하지 않도록 제한하는 것, 그리고 매일 불소에 노출시키는 것을 말한다. 2차 예방은 초기 치아 우식 병소가 와동이 형성되기 전에 효과적으로 조절하는 것으로서, 불소 바니시를 더 자주 적용하는 것과 우식에 취약한 어금니에 치면 열구 전색술을 시행하는 것을 말한다. 3차 예방은 와동이 형성된 우식 병소의 진행을 억제하고 치아 보존적인 수복치료를 행하는 것을 말한다.

전 세계 유아기 우식증 유병률과 부담을 줄이기 위해, 세계소아치과학회(IAPD) 방콕 선언은 다음의 조치를 권고한다. 다양한 이해 관계자와 함께 행동이 필요한 4가지 주요 영역은 다음과 같다.

1. 부모/보호자, 치과의사, 치과위생사, 의사, 간호사, 보건 전문가 및 다른 이해 관계자와 함께 유아기 우식증에 대한 인식을 제고한다.
2. 2세 이하의 어린이에 대해서는 설탕을 주지 말고 음식 및 음료를

통한 설탕 섭취를 제한하도록 한다.

3. 모든 어린이는 연령에 알맞은 양의 치약을 이용하여 불소가 들어 있는 치약 (최소 1000ppm)으로 하루 두 번씩 칫솔질을 한다.
4. 어린이가 생후 1 세가 되기 전에 보건 전문가나 지역사회 보건 종사자들은(가능하면 예방접종과 같은 기존에 존재하는 프로그램과 더불어) 예방 지침을 제공하도록 하며, 이상적으로는 종합적이고 지속적인 관리를 위해 치과의사에게 의뢰되어야 한다.

이와 더불어, 다음과 같이 권고된다.

- 이해 관계자는 유아기 우식증에 대한 증거 기반의 예방 및 포괄적 관리를 강조하는 상환 시스템 및 교육 개혁을 지지하도록 한다.
- 국가 및 지역 간의 비교를 표준화하기 위해, 역학 연구를 통해 와동이 있거나 없는 우식 병소의 존재 여부; 초기, 중등도 및 광범위한 치아 우식증에 대한 정확한 기록; 수복 필요도뿐만 아니라 예방 필요도도 측정하기 위해 3세와 5세에 모든 어린이를 조사하는 것을 실시하도록 한다.
- 유아기 우식증에 대한 교육 과정은 전 세계 치과대학에서 시행되어야 하며, 이를 통해 증거 및 위험 기반의 예방적 치료가 전통적인 치아삭제를 통한 치료와 동등한 비중을 갖도록 해야 한다.
- 효과적이고 시기적절한 치료의 이점을 보다 잘 이해하기 위해서는 유아기 우식증의 불평등성, 구강 건강 관련 삶의 질, 치료 및 보건 경제학에 대한 연구가 뒷받침 되어야 한다.

# 유치, 영구치 모두 갖고 있는 소아 - 어금니 홈 메우기 필요

아이들의 치아는 출생 전(유치)부터 10 대 초반(영구 제3대구치 또는 사랑니)까지 계속해서 발달하고 미네랄화 된다.[72.73] 또한 신체의 다른 조직은 끊임없이 재활용되며, 새로운 성장과 발달을 지원하는 영양소가 끊임없이 필요하다. 건강한 식단은 치아와 뼈의 적절한 미네랄화와 조직 성장을 보장한다. 또한, 맹출된 치아는 식이 요법에서 단순 당질의 빈번한 섭취로 시작된 치아 우식증에 취약하다.[74,75] 치아가 입안으로 맹출되면 치아 표면 미네랄화는 타액, 음식, 체액, 치약 및 불소 헹굼의 영향을 계속 받는다. 첫 영구치 어금니(제1 대구치)가 맹출되면 홈 메우기(pit and fissure sealant)를 진행해 주어야 한다.[76-81] 치아 홈을 메우는 실런트(sealant, 밀폐제 또는 밀봉제, 페인트나 광택제와 같이 표면에 발라 다른 액체가 들어가는 것을 막는 물질, 혹은 같은 이유로 두 소재 사이를 채우는 물질)는 영구치의 충치를 예방하거나 충치 병소를 억제하기 위해 사용된다. 실런트를 하면 교합면 우식 발생이 약 70%까지 감소하는 것으로 알려져 있다.[43] 또 이 시기에는 다양한 부정교합이 치료될 수 있는 시기이다. 적절한 시기에 공간 관리와 교정적 처치의 개입을 통해 심각한 부정교합을 막을 수 있다. 기본적으로 연 2회 정도의 구강검진을 권장한다. 어린 시절에 주요 식이 위험은 병이나 빨대 컵(sippy cup)에 있는 천연 또는 첨가 된 설탕 함유 식품이 지속적으로 구강에 접촉되는 경향이 있다. 10대 동안 주요 기여 요인은 탄산음료(sodas), 풍미가 나는(flavored) 물 또는 스포츠 음료와 같은 가당 음료의 지속적인 가용성과 사용이다.

## 영구치가 자리 잡는 청소년 - 턱관절, 치주 질환 검사 필요

기본적으로 성인에 준한 관리가 필요하다. 다만 이 시기는 질풍노도의 시기로 반항도 하고 구강관리를 소홀히 할 수 있어서 부모의 관심이 필요하다. 또 이 시기에 특징적으로 나타날 수 있는 턱관절 질환이나 치주질환들에 대한 검사가 필요하다. 아울러 사랑니 유무와 맹출 경로를 확인해야 한다. 소아치과는 출생부터 청소년기까지 치아를 포함한 전반적인 턱, 얼굴 구강조직의 건강을 포괄적으로 관리한다. 유치와 영구치의 정상적인 탈락과 맹출을 관찰하며, 치아와 턱뼈가 시기에 맞는 적절한 성장을 하도록 지속적인 정기관찰 및 평가를 한다. 치아에 충치가 생기기 전에 치면 세마, 실란트, 불소 도포 등을 통해 충치를 예방한다. 충치가 생기면 아말감, 레진 등을 이용한 수복치료 또는 신경치료 후 씌워준다. 아울러 적절한 시기의 교정치료를 통해 치아나 턱뼈 부정교합을 잡아준다. 과잉치, 점액종 치료 등 외과적 시술도 시행한다. 치아가 시리고, 아프고, 깨지고, 금이 가는 등 손상이 발생하면 치과보존과를 찾아야 한다. 보존과는 손상된 치아를 되도록 발치하지 않고 사용할 수 있도록 치료한다. 여러 가지 이유로 발생한 치아 결손부를 수복해 사용토록 하는 수복치료를 시행하며, 충치가 심해 신경까지 세균이 파급된 경우 신경치료 후 치과용 재료로 씌어준다. 일반적인 신경치료의 실패 또는 재발 시 미세치근단 수술, 치아 재식술 등의 치료법을 고려할 수 있다. 치간 이개(diastema, 치아 벌어짐), 오래된 수복재료 교체, 치아 미백치료 등의 심미적인 치료도 담당한다. 동네 치과에 갔는데 큰 병원을 찾아야 한다면 보통 구강외과로 가야하는 경우가 많습니다. 구강외과는 입, 턱, 얼굴 부위와 관련된 여러 가지 질병, 외상 및 재건, 그리고 선천적 또는 후천적 기형에 대한 외과적 진단과 치료를 한다. 구체적으로는 단순 발치를 비롯해 매복치 및 과잉치의 외과적 발치, 사랑니 발치, 보철 전 수술, 임플란트 식립, 감염증 치료 같은 치과 수술을 진행한다. 아울러 턱교정수술(양악수술), 구순구개열(언청이) 수술, 사고로 인한 악안면 부위의 외상, 구강과 얼굴 및 목에 발생한 양성 종양과 암의 치료에 이르기까지 구강악안면의 다양한 질환을 포괄적으로 다룬다. 치과보철과는 많은 사람들이 아는 임플란트, 틀니 등 인공 재료로 치아를 대체해 구강, 턱관절 및 안면부의 기능 회복과 심미적인 개선을 목표로 한다. 남은 치아 개수에 따라 완전틀니, 남은 치아에 고리를 걸어 쓰는 부분틀니, 틀니 착용이 어려운 경우 임플란트 자석틀니 등으로 상실된 치아를 수복한다. 단일 치아나 국소적인 부위의 치아 손상 및 상실에 대해 크라운, 브릿지, 임플란트 크라운 등의 수복방법도 있다. 이외에 라미네이트(laminate) 등의 심미치료, 마우스가드(mouthguard) 제작을 통한 스포츠 치의학 등 특수 치료 분야도 있다. 충치나 잇몸질환으로 인한 치아 결손뿐 아니라 교통사고나 질병으로 턱 일부분이 제거돼 치아 및 주위 조직이 상실된 경우에 본래 기능을 회복시켜 주는 재활치료도 보철치료에 포함된다. 구강내과를 쉽게 설명하면 주로 입을 열고 닫는 것과 관련된 치료를 담당한다. 개구장애, 개구 시 통증, 관절잡음, 저작 장애 등의 증상과 관련 있는 턱관절 장애 및 이갈이 환자를 치료한다. 특히 치통과 혼돈될 수 있는 구강 및 안면에 발생하는 다양한 통증을 감별진단하고 치료 및 약물요법을 시행한다. 이외에도 구강점막에 나타나는 포진(疱疹, herpes), 궤양, 감염 등의 연조직 질환이나 코골이, 치과 수면장애, 구강 건조증, 구취 등에 대한 진단 및 검사를 진행한다. 치주과는 치과 진료과 중에서 가장 많은 사람이 찾는 진료과이다. 건강보험심사평가원에 따르면 2019년 치주질환 및 치은염으로 치과를 찾은 환자는 무려 1,680만여 명으로, 성인의 경우 네 명 중 세 명꼴로 치주 질환을 앓고 있을 정도로 흔하다. 치주과는 치주질환의 정도에 따라 치료를 진행하는데 작게는 스케일링부터 시작해 잇몸수술, 치주조직 재생, 성형 및 임플란트 식립까지 치료 방법이 결정된다. 수술 후에도 3~6개월 간격의 정기적인 검사와 관리가 필요하다. 심미적인 치료도 있다. 잇몸이 내려가 치아가 과도하게 노출된 경우에는 치근피개술(root coverage technique), 과도하게 치아를 덮고 있는 잇몸을 일부 절제하는 치관연장술(crown lengthening procedure), 잇몸의 착색을 제거해 주는 치은착색제거술(멜라닌색소제거술, 선천적, 후천적으로 잇몸에 멜라닌 색소가 침착되어 잇몸이 검게 보이는 경우, 멜라닌층을 제거해 선분홍색의 건강한 잇몸을 되찾게 해주는 술식이다. 시술 1~2주 후에는 건강하고 자연스러운 잇몸을 가질 수 있다.) 등이다. 이 외에도 임상치관확장술(치관의 유지를 위해 부가적으로 임상적 치관을 노출시켜야 할 경우 외과적 수술 방법을 이용하여 임상치관의 길이를 증가시켜 주는 술식), 순측전정확대술, 순소대의 절제 등 다양한 구강 내 외과적 수술도 치주과 진료의 한 부분이다. 치과교정과는 이가 잘 맞지 않는 부정교합을 해소하는 치료를 한다. 부정교합은 미관상 문제뿐만 아니라 발음과 씹기 기능과 같은 구강 기능에도 악영향을 미치며 구강 위생 관리를 어렵게 해서 잇몸질환이나 충치의 발생 및 진행에도 영향을 미칠 수 있다. 부정교합을 해소하기 위해 어린 아이부터 성인기, 노년기까지 교정, 매복치 교정, 양악수술교정, 턱관절교정, 코골이, 수면무호흡 교정, 순구개열, 턱 얼굴 기형 교정, 심미투명교정, 설측 교정(교정장치를 치아 바깥쪽이 아닌 안쪽으로 붙여서 남에게 보이지 않게 하는 치료 방법을 말한다. 설측 교정은 보이지 않는 치아 안쪽에서 치료해야 하기 때문에 시술이 복잡하고, 숙련된 기공 작업과 시술 팀이 필요하다. 테크닉이 어렵긴 하지만 전체 치료기간이 일반적 교정보다 더 길어지는 것은 아니다.), 임플란트 부분교정 등 다양한 치료를 제공합니다. 잘못된 구강 악습관이 있는 경우, 치아 배열 및 맹출에 문제가 있는 경우, 턱 성장에 문제가 있는 경우, 치아 상실 부위를 수복하기 위한 공간을 확보하기 위한 경우 등이 각각 위에 해당한다.

## 잇몸 약해지는 청장년 -
## 연 1회 이상 스케일링 권장

식사 후 입안에는 세균과 음식물 찌꺼기로 인해 치태가 형성된다. 이러한 치태가 쌓이면 잇몸에 염증을 유발한다. 이 단계가 지속되면 치태는 치석으로 석회화 되고, 염증으로 인해 잇몸 뼈가 파괴된다. 결국 치아가 흔들리며, 잇몸이 붓고, 고름이 나오는 치주염 증상으로 악화된다. 잇몸에 문제가 있는 것을 느꼈을 때는 이미 많은 잇몸 질환이 진행되고 난 후이다. 때문에 올바른 양치질을 하고, 정기적인 치과검진과 스케일링을 진행해야 한다. 청장년 시기에 최소 연 1회 이상 스케일링이 권장되고 있으며, 국내에서 연 1회 스케일링에 대해 보험혜택을 받을 수 있다.[54-56] 양치를 하는 중 잇몸에서 피가 자주 나면 잇몸질환의 첫 신호이므로 치과를 방문해야 한다.

# 성인

성인은 여전히 신체 구조 및 조직의 무결성, 특히 피부, 결합 조직 및 뼈의 유지를 위한 적절한 식이 요법이 필요하다.[82] 성인 역시 충치 및 치주질환을 일으킬 위험이 있다. 영양 결핍은 질병에 대한 저항력과 감염과 싸울 수 있는 능력을 감소시킬 수 있다. 진행된 영양 결핍의 징후는 일반적으로 구강에서 처음 나타난다.[83-88] 비타민 B 복합체(티아민, 리보플래빈, 나이아신) 결핍은 입의 구석(구각, mouth corner)에 균열과 혀의 변화를 일으킬 수 있다.[86-88] 철분 결핍은 혀의 창백한(pale) 색을 초래할 수 있다.[89] 약물로 인한 구강 건조는 또한 식이 요법의 치아 우식성을 촉진시키는 위험을 증가시킬 수 있다.[90-93]

# 노인

노인들은 구강 및 영양 건강에 영향을 줄 수 있는 다양한 문제에 직면 해 있으며, 특히 영양 결핍의 위험이 있다. 노화는 우리가 영양분을 소화하고 흡수하는 능력에 영향을 미친다. 타액 흐름이 적거나 약물로 인해 입이 마르면 노인들은 치아 우식증을 일으킬 가능성이 높다. 식욕, 미각과 후각도 떨어질 수 있다.[94-103] 탈수증이 흔하게 일어난다.[104-113] 경제적인 곤란, 음식을 얻고 준비하는 능력의 부족, 외로움과 같은 일반적인 사회적 문제는 사람들이 건강한 식단을 얻으려는 능력과 욕구를 약화시킬 수 있다. 치아 상실이나 틀니는 음식을 씹는 것을 어렵게 함으로써 건강한 식단의 할 수 없도록 악화시킬 수 있다. 노인들은 이러한 다른 긴급한 우려에 직면하여 건강과 복지에 대한 영양의 중요성을 간과해서는 안 된다.

# 틀니, 임플란트 사용하는 고령 - 정기적인 치과검진 중요

자연치가 빠지면 씹는 능력이 감소한다.[114-118] 이는 음식 섭취를 어렵게 하고, 영양 섭취 불균형을 가져온다. 장년기 이후 삶의 질이 떨어지는 이유 중 하나이다. 때문에 치아기능 회복은 반드시 이루어져야 한다. 국가에서 틀니나 임플란트에 대한 보험혜택을 차츰 늘려가고 있는 것도 이러한 이유 때문이다. 틀니와 임플란트는 자연치아와 마찬가지로 정기적인 관리가 중요하다.[119,120] 입 안은 계속 변하기 때문에 틀니를 주기적으로 조정해주지 않는다면 불편감은 물론 다양한 구강질환들이 발생할 수 있다.[43] 임플란트 역시 정기적으로 관리되지 않으면 임플란트 주위염 때문에 어렵게 시술한 임플란트를 제거해야 하는 일이 발생한다. 그렇기 때문에 틀니나 임플란트를 심은 고령자는 정기적인 치과검진이 중요하다.

다음과 같은 상황이 나와 가족에게 없는지 수시로 확인하고, 증상이 있다면 반드시 치과를 방문해야 한다.

**유치는 좀 썩어도 그냥 두고 흔들리면 빠진다.** 어린이를 키우다 보면 유치니까 조금 썩더라도 비용을 들이지 않기 위해 흔들려서 빠질 때까지 기다리겠다고 생각한다. 그렇지만 유치에 충치가 생긴 채로 진행되면 영구치의 발육에 영향을 줄 수 있고,[121-125] 만약 유치를 일찍 발치하게 되면 영구치의 배열이 흐트러져서 이후에 교정치료를 해야 할 수도 있다.[126)]

**스케일링은 어른 되어야 한다.** 젊었을 때는 잇몸이 건강해서 치석이 안 생긴다고 생각하기 쉽다. 대체로 청소년기에는 스케일링(치석제거)을 안 해도 될 정도로 치석이 적게 생기긴 하지만[127] 이를 잘 안 닦거나 음식물 섭취 습관 때문에 치석이 많이 쌓이고 잇몸병이 생긴 청소년들을 종종 볼 수 있다. 그러므로 청소년기에도 스케일링이 필요한지는 정기적으로 검사를 받아야 한다.

**사랑니는 아플 때만 뽑는다.** 이가 날 때는 잇몸을 누르고 자극하기 때문에 아픈 일이 흔하다. 사랑니도 이와 마찬가지라서 아프면 빼는 치아라고 생각하기 쉽다. 하지만 사랑니는 비스듬히 나는 경우가 많아 나중에 옆 어금니까지 망가뜨리는 경우가 많아 미리 빼야 할 때가 많다.[127] 안 아프다고 놓아두었다가 나이가 들어서 옆에 어금니까지 빼는 일이 매우 흔하니 꼭 미리 검진받기를 추천한다.

**칫솔질 할 때 피 나는 건 피곤해서 그렇다.** 칫솔질을 하다가 잇몸에서 피가 나면 단순히 피곤하기 때문이라 생각한다. 아프지 않기 때문에 괜찮을 것이라 생각하지만 실제로 잇몸병은 중년기에 치아를 빼는 가장 흔한 원인이다. 그 초기 증상이 바로 칫솔질 할 때 잇몸에서 피가 나는 것인데, 그냥 방치하면 걷잡을 수 없이 진행되어 회복 불가능한 상태가 된다. 칫솔질 할 때 잇몸에서 피가 난다면 반드시 치과를 방문해 진찰을 받아야 한다.[127)]

**임플란트까지 했으니 이제 치아를 걱정할 필요는 없다.** 임플란트는 이를 빼고 난 뒤에 치아를 회복해주는 최고의 방법이지만 임플란트에도 잇몸병이 생길 수 있다. 원래 잇몸병이란 것이 증상이 별로 없어서 방치하기 쉽지만 임플란트에 생긴 잇몸병은 치아에 생긴 잇몸병보다 더욱 늦게 증상이 나타난다.[128-137)] 게다가 발견 후에는 치료가 더 어렵기 때문에 미리 발견해서 예방하는 것이 중요하다.

**골다공증 약이 치아에 안 좋다는데……** 실제로 특정한 종류의 골다공증 치료제는 이를 빼거나 잇몸 치료 후 턱뼈 괴사증(BRONJ, Medication-Related Osteonecrosis, MRONJ : 턱뼈가 녹는 병)을 일으키는 원인이 되기도 한다.[138-146)] 턱뼈를 건드리는 치과 치료 시에 턱뼈의 빈 곳에 뼈가 잘 생성되지 않는 경우로 인구 10만 명당 1~10명에 이른다는 연구결과가 있다.[147)] 매우 드물기는 하지만 개인에게 발생하면 심각한 합병증이므로 비스포스포네이트[bisphosphonate : alendronate(Fosamax), risedronate(Actonel), zoledronate(Zomata), Ibandronate(Boniva), Denosumab(Prolia, Xgeva), Romosozumab(Evenity)] 치료제의 경우 3~5년마다 1년 정도의 치료를 쉬는 기간(bisphosphonate treatment break)을 가지게 한다.[148-157)] 그러므로 골다공증 약을 먹거나 주사를 맞는 사람은 치과 치료 전에 세심한 평가를 받아야 한다. 대부분은 별다른 일 없이 치과 치료를 잘 받기도 하지만 일단 문제가 생기면 적극적으로 치료를 받아야 후유증을 줄일 수 있다. 골다공증도 방치할 경우 매우 심각한 결과를 일으키므로 치과 치료와 골다공증 치료 모두를 잘 마무리할 수 있도록 의료진과의 적절한 상담이 중요하다. 뼈 이식 등이 필요한 발치, 임플란트, 치주수술 등에 있어서도 골다공증 치료를 받기 전이라면 치과 치료를 먼저 받도록 한다. 골다공증 치료를 받고 있는 경우 치과 치료를 미루어야 하는 데 보통 약제 중단 후 3~6개월 차에 치과 시술을 하는 것이 안전하다. 구강 검진, 스케일링, 충치 치료(신경치료, 레진, 크라운) 등은 골다공증 치료와 상관없이 시행하여도 된다. 몸의 변화는 곧 건강과 직결된다. 건강한 생활을 위해 힘쓰더라도 음식 섭취나 생활 패턴이 갑자기 변하면 몸은 쉽게 변화를 일으킨다. 이 중 호르몬 변화는 몸의 면역력을 좌우해 건강까지 영향을 미친다. 특히 여성은 성장하면서 남성보다 급격한 호르몬 변화를 겪는다. 구강건강에 영향을 미치는 호르몬의 변화가 큰 사춘기, 임신기, 갱년기가 여성 구강건강의 3대 고비다. 이 시기를 잘 넘겨야 평생 건강한 치아를 잘 간직할 수 있다. 특히 갱년기 때 잇몸 상태는 노년기의 치아상실, 임플란트 성공률 등에 큰 영향을 주므로 각별히 주의해야 한다.

# 사춘기, 성호르몬 증가로 치주질환 우려

건강보험심사평가원 자료에 따르면 2018년 충치 환자 성별 점유율은 여성 52.6%(약 309만 명)으로 남성 47.4%(약 278만 명)보다 5.2% 높았다.[158-161] 일반적으로 여성 충치 환자가 많은 것은 남성보다 치과 검진에 적극적인 경향이 있기도 하지만, 여성은 사춘기의 시작, 임신과 출산, 폐경 등 호르몬의 변화를 크게 겪는 시기에 치과 질환을 남성보다 많이 겪게 된다. 사춘기에는 갑자기 에스트로겐(estrogen)이나 프로게스테론(progesterone) 같은 성호르몬이 분비 되면서 치주질환이 생기기 쉽다.[162-171] 성호르몬은 잇몸 혈관을 확장시키고 치주질환을 유발하는 세균을 증식하는 영양 요소로 작용하기 때문이다. 이로 인해 음식물 찌꺼기와 치태, 치석 등으로 인해 잇몸이 붓고 염증이 생기기 쉬운 것이다. 여성은 초경 이후 매 생리주기마다 호르몬 영향을 받아 남성보다 치주질환 증상이 심하게 나타난다. 따라서 사춘기에는 양치질과 정기검진으로 치아와 잇몸을 잘 관리해야 한다.

# 임신기의 여성,
# 임신성 치주염 심하면 조산 위험

임신기 역시 호르몬 분비가 급변하는 시기다. 임신 중에는 식욕이 왕성해져 수시로 음식을 먹지만 입덧이나 둔한 움직임 때문에 양치질에 소홀해 진다. 이러한 이유들로 인해 충치나 임신성 치주염이 찾아올 수 있다. 임신성 치주염은 임신 여성의 절반 정도가 경험하는데,[172-180] 악화되면 임신 말기에 아주 심한 염증 상태인 임신성 종양으로까지 진행될 수 있고, 조산 또는 저체중아 출산 위험이 있다.[181-190] 충치와 임신성 치주염을 예방하기 위해서는 임신 준비 과정에서 충치, 치주질환, 사랑니 발치 등의 치료를 모두 마치는 것이 좋다. 임신 중에도 양치질을 꼼꼼히 해야 하며, 입덧이 심해 치약 냄새만 맡아도 구역질이 난다면 치약 없이 깨끗한 물로 칫솔만 사용해 양치하는 것이 좋다. 임신 중에는 치통이 있어도 치과에 가기가 조심스럽지만 임신 3개월 이후에는 치료를 미루는 것 보다 전문의와 상담을 통해 치료를 받는 것이 좋다. 좋은 모성 영양은 임신 중 아기의 구강 건강 발달에 필수적이다. 아이들의 1차 치아(유치)는 임신 6주쯤에 형성되기 시작하고 임신 3~4 개월경에 미네랄 화를 시작한다. 어머니의 식단은 모든 영양소, 특히 칼슘, 인 및 단백질에서 이 과정을 촉진하기에 충분해야한다.

## 갱년기, 골다공증으로 치아 약해져

폐경기에는 여성호르몬 분비와 체내 수분이 줄어든다. 이로 인해 구강건조증이 발생해 음식을 먹거나 대화할 때 불편함을 느낀다. 또한 골다공증으로 인해 치아와 치조골(잇몸 뼈)이 약해질 수도 있다. 갱년기 증상 치료를 위해 호르몬제를 복용할 경우 구강건조증이 더욱 심해지기도 한다. 항균 작용을 하는 타액 분비가 줄면 치주질환이 악화된다. 이 밖에 구내염, 미각상실 등도 갱년기에 흔히 나타나는 증상이다. 중년에서 노년으로 넘어가는 갱년기에 치아와 잇몸이 망가지는 것을 막아야 노년기 때 치아상실 위험이 줄고 임플란트 성공률이 높아진다. 치주질환, 구강 건조증 등이 나타나면 치과치료를 비롯해 갱년기 치료나 다른 만성질환 치료도 같이 받는 것이 좋다.

세계 인구는 고령화되고 있으며 65세 이상 인구는 2015년 6억 명에서

2050년에는 65세 이상 인구가 16.7%로 16억 명에 이르게 될 것으로 예측되고 있다.[191] 미국 통계국이 2016년 3월 28일 공개한 '늙어 가는 세계: 2015(The Aging World:2015) 보고서에 따르면 지난해 73억 명이었던 전 세계 인구는 2050년에는 94억 명으로 늘어난다.[191] 특히 65세 이상 인구는 6억 명에서 2050년에는 16억 명으로 불어난다. 이에 따라 65세 이상인 노인 인구가 전체 인구에서 차지하는 비중은 8.5%에서 16.7%로 높아진다. 노인 비율의 변화를 대륙별로 보면 아시아(7.9%→18.8%)의 급증이 눈에 띄고, 아프리카(3.5%→6.7%)는 여전히 낮을 것으로 관측됐다. 유럽(17.4%→27.8%)과 북미(15.1%→21.4%)는 현재 비율이 높지만, 증가세는 상대적으로 완만할 전망이다. 한국, 중국, 일본 아시아 3개국은 전 세계노인 인구의 약 28%를 차지하는데 특히 우리나라는 유래 없이 급속도로 고령화가 진행되어 사회적 문제에 직면하고 있으나 개인과 국가적 대책이 미흡한 실정이다.192,193) 2018년 통계청이 발표한 '2018 고령자 통계'에 의하면 대한민국에서 65세 이상 인구는 7,381,000명으로 전체 인구 중 14.3%를 차지했다. 2018년 노년부양비는 19.6명에서 저출산, 고령화의 영향으로 2060년에는 82.6명으로 증가할 전망이며, 2017년 65세 이상 고령자의 건강보험상 진료비는 전체의 39.0%인 27조1,357억 원으로 전년보다 10.5% 증가하였다.194,195) 이렇듯 노년층이 전체 인구에서 차지하는 비중만 증가하는 것이 아니라, 의료비의 지출 측면에서 볼 때도 노년층의 의료수요는 증가하는 추세이다. 그렇지만 2016년 우리나라 65세 이상 고령자 중 최근 1년 동안 치과진료가 필요하였으나 받지 못한 비율인 치과 연간 미충족 의료율은 28.7%로 일반 병, 의원의 연간 미충족 의료율인 11.7%와 비교했을 때 2배 이상 높은 것으로 나타났다.196) 단기간에 형성된 고령화 사회에서 노인들의 평균 수명은 증가되었으나 건강수명은 10여년 이상 짧아졌다. 구강상태는 전신 상태에 여러 방면으로 영향을 미칠 수 있다. 첫째, 구강 위생이 좋지 않으면 영양실조, 통증 및 폐렴이나 균혈증 등의 심각한 치아 유래 감염이 발생할 수 있다. 둘째, 구강 위생이 좋지 않으면 전신 질환 관리가 복잡해질 수 있다. 예를 들어, 치주 질환은 당뇨병 환자의 혈당 조절에 악영향을 미친다.[197-202] 셋째, 파킨슨 병, 알츠하이머 병, 뇌졸중, 관절염, 정신병 등의 전신 질환과 이를 치료하는 데 사용되는 약물은 구강 건조증이나 운동 장애를 초래하여 역으로 구강 건강관리를 복잡하게 만들 수 있다.[203] 노인들은 장기간 질병을 안고 살아가며, 이는 만성질환으로 인한 의료비 증가, 노인 부양문제 등 다양한 사회적 문제를 야기하고 있다. 고령화를 피할 수 없는 현실에서 성공적인 노화, 건강한 노화, 생산적 노화 등 웰에이징[Well-aging, 건강하고 행복하게(Well) 나이 들어가기(Aging)을 뜻하는 말로 나이에 따른 건강하고 아름다운 변화를 의미한다.]에 관한 관심이 증대되고 있다. 성공적인 노화는 무엇보다 좋은 건강상태가 유지되는 것이며, 그 외 일상생활에 장애가 없고 높은 인지기능을 유지하며, 좋은 사회적 관계, 삶의 만족도 등을 유지하는 것이다.[193,203] 그러므로 고령화 사회 웰에이징을 위해서는 각종 질병으로 인해 건강이 좋지 않은 기간이 증가되는 것을 예방하기 위한 건강행동 관리의 필요성이 제기된다.[204] 건강은 모든 사람이 처한 조건에 관계없이 누려야 할 기본적 권리로, 고령화 시대 성공적인 노화를 위한 필수적 요인이며 웰에이징에 영향을 미치는 주요 요인이다. 질병, 장애와 같은 건강 불균형은 웰에이징에 부정적 영향을 미치며 나이가 증가될수록 전신건강과 함께 구강건강은 삶의 질을 평가하는 중요 요인으로 제시되고 있다.[205,206] 구강건강은 전신건강의 일부이며 구강건강이 유지되지 않고서는 건강한 노화를 생각할 수 없다. 구강 불건강은 저작, 연하, 발음 장애로 인한 영양 결핍, 사회생활에 영향을 미치므로 구강건강관련 신체적, 심리적, 사회적 삶의 질을 유지하는 중요성이 강조된다.[207] 구강건강을 유지하기 위해서는 생애주기별 관리가 중요하다. 치아우식증과 같은 구강질환은 손상 후에 자가 회복이 잘 되지 않으며, 그로인해 연령증가에 따른 치아 상실, 치주 질환으로 인한 치조골 소실, 근력 소실, 선 분비의 감소 등의 구강변화는 저작, 연하, 발음, 심미 등 구강기능 장애를 야기한다. 그러므로 구강질환은 발생 전 관리가 중요하다. 건강유지 및 관리를 위해서는 건강의 중요성을 인식하고 건강관리를 실천하는 태도가 중요하며 이를 위해 질환의 원인, 증상, 예방적 관리 및 치료에 대한 지식을 토대로 태도변화를 이끌어낼 수 있는 교육이 절대로 필요하다.[208] 교육은 예방 및 기타 공중 보건정책 등의 개입과 함께 건강 행동을 개선하고 건강 불평등을 줄이기 위한 전략이다.[209] 교육은 건강행동을 변화시키기 위한 인지변화를 이끌어내며 흡연, 칫솔질과 같은 습관적 요소를 개선시킬 수 있고, 긍정적인 결과의 기대치를 강화하고 명확한 목표를 제공하면서 건강 행동의 변화를 이끌 수 있다. 또한 건강 행동을 장려하기 위해서는 다양한 상황에서 다양한 사람들을 위한 동기 부여 수단이 필요하다.[210] 교육 대상집단의 특성을 고려한 동기부여를 위해서는 대상자가 필요로 하는 정보를 제공하여 행동변화를 이끌 수 있다. 그러므로 성공적인 구강보건교육을 위해서는 대상자의 수요에 기반하는 교육이 요구되며, 이와 함께 대상자가 인지해야할 중요내용에 대한 교육이 필요하다. 기존 구강보건교육은 주로 아동기를 대상으로 시행되었으며[211] 치아 기능, 질환, 관리방법에 관한 교육을 시행하고 있으며 교육을 통해 구강 기능, 관리 중요성에 대한 인식 변화 및 지식의 향상이 실제 건강증진에 기여하고 있다.[212] 구강보건교육 관련 국내 연구에서는 교사의 구강보건교육 실천과 자기효능감이 태도에 미치는 영향,[213] 근로자의 구강보건 인식 및 구강보건교육 요구도,[214] 대학생 구강보건교육 경험,[215] 교정환자 구강보건교육에 따른 관리효과 등 대상자별 구강보건교육 경험과 구강건강증진 효과를 분석하였으나 대상자의 요구도, 생애주기별 구강보건교육을 통한 웰에이징 교육안에 대한 연구는 미흡한 실정이다.[216] 국민구강영양조사 제6기 자료 분석결과 치주질환 유병율은 34.1%로 성인 3명중 1명은 치주질환자로 나타나는데 지속적인 증가 추세로 나타나며 20~39세 12.4% 대비 60세 이상 연령층은 46.6%로 높게 나타나 치주질환 예방이 필요성이 제시되었다.[216] 우식경험은 20~39세 6.54개, 40~59세 6.60개인데 반해 60세 이상은 9.68개로 연령이 증가함에 따라 높게 나타나 중년이후 치근 노출 증가와 타액 분비 감소, 자가 관리 능력 저하 문제점 등으로 계속 구강건강관리 및 교육 프로그램 적용 안이 요구되었다.[214] 교육의 목표는 대상자의 지식을 향상시키는 것이며, 구강 보건교육을 통해 구강 건강 이환율을 낮추어 구강건강을 유지하는 구강 건강행동 실천을 도모하는 것이다. 연령대별 특성을 고려한 구강보건교육과 대상자의 요구정도에 근거함으로써 교육의 효율성을 높일 수 있으며, 생애주기별 구강보건교육의 적용은 구강건강 교육의 접근성 차이, 구강건강 관심 부족, 제한된 구강건강 지식 등은 구강건강

증진의 장애요인을 감소시킬 수 있을 것이다. 이를 위해 일반적 특성별 구강건강 인식, 실천, 교육 요구도를 분석, 기존 구강보건교육의 문제점을 보완하고 생애주기별 교육 안에 대한 모색이 요구되지만, 이에 대한 연구가 미흡한 실정으로 생애주기별 대상자의 특성을 고려한 구강건강 인지 및 교육 수요에 대한 조사가 필요하다.

# 노인의 일반적 구강변화

### 1) 구강 건조증

구강 건조증의 유병율은 연령에 따라 증가하며, 최근 추정에 따르면 65세 이상의 성인 중 30% 이상이 구강 건조 증상을 보인다.[217] 구강 건조증을 유발시키는 일반적인 원인은 크게 세 가지로 나눌 수 있다. 첫째로 구강 건조증을 유발하는 약물들이 있는데,[218,219] 주로 항콜린제(anticholinergic agent), 항우울제, 항고혈압제, 항히스타민제, 이뇨제 등 42개 범주의 500개 이상의 약물들이 이에 포함된다. 둘째, 두경부 방사선 치료를 받는 환자들에게서 구강건조증이 관찰된다.[220-230] 마지막으로 쇼그렌 증후군(Sicca syndrome 또는 Sjögren's syndrome, 타액선, 눈물샘 등에 림프구가 침입해 만성 염증이 발생하여 분비 장애를 일으켜서 입이 마르고 눈이 건조해지는 증상이 나타나는 자가면역성 전신 질환)과 같은 자가면역성 전신질환 환자에서도 이러한 현상을 볼 수 있다.[231-238] 노화에 따라서 타액은 그 조성이 변화하게 되는데, 타액 내 총 단백질과 전해질 농도는 나이가 듦에 따라 감소하게 된다.[239-246] 뿐만 아니라 타액의 분비량 또한 변화하여 노화의 진행에 따라 타액 유속의 평균과 중앙값 모두 감소하는 양상을 보인다. 완전 의치를 장착한 경우에서 부분의치나 의치를 하지 않는 경우 보다 구강 건조증을 더 심하게 자각하는 것으로 나타났는데, 현존 치아의 수가 적을수록 구강 건조증이 심하였고, 의치를 장착한 경우 구강 건조증이 더 심하였다. 지속되는 구강 건조증은 타액 분비의 저하로 치태가 침착되어 이에 따른 충치와 치주질환을 심화시킬 뿐 아니라 입맛의 저하, 의치 유지의 어려움 통증, 연하장애와 말하기장애, 수면장애 등을 초래하여 전반적인 삶의 질을 저하시킨다.[247] 구강 건조증은 노인의 구강 건강에 부정적 영향을 미치는 가장 흔한 약물 부작용 중 하나이지만, 이 영향에 대한 의료진의 관심이 적은 경우가 많다. 심한 구강 건조증을 호소하는 경우 사용하는 약제의 변경을 고려해야 하며, 환자가 치과 진료를 병행할 수 있도록 설명하는 것이 추천된다.

### 2) 치아의 상실

대부분 치아 상실의 원인은 예방 가능한 두 가지의 질병, 치아 우식증과 치주질환에 의해 발생한다.248) 유치악자는 우식이나 치주질환에 이환됨에 따라 점차적으로 치아의 결손이 확대된다. 통계적으로는 주로 하악의 구치(어금니) 부위에서 치아 상실이 진행되다 치아 상실의 마지막 상태인 무치악 상태에 도달하게 된다.[249] 치아가 상실되게 되면 저작능력의 저하로 연결되어 음식 선택의 폭이 줄어들며, 섬유소와 단백질이 부족하고 탄수화물 위주의 식단으로 인해 영양 상태의 불균형을 초래할 수 있다. 식사의 질에 영향을 미침으로써 다수의 질병 발생 위험을 증가시킬 뿐 아니라, 원만한 사회생활을 위한 발음과 얼굴 생김새 등에 영향을 미쳐 노인 삶의 질에 결정적인 영향을 줄 수 있다.[250)]

치과의 연간 미충족 의료율이 높은 가장 큰 이유가 경제적인 이유인데, 이를 해결하기 위해 정부는 치아 보철 분야의 건강보험 적용을 도입하였고, 2012년 7월 1일부터 75세 이상 노인들의 전체 틀니(총의치)와 2013년 7월부터 부분 틀니(부분 의치)에 건강보험이 적용되기 시작하였다. 2014년부터는 만 75세 이상의 노인들을 대상으로 임플란트 본인부담금 비율이 50%로 적용되기 시작했고, 2020년 현재는 만 65세 이상까지로 확대됐다. 이로 인해 많은 노인들이 보험 의치 혜택을 받았으며, 노인의 구강 건강 회복 및 유지에 기여하고 있다. 치과 치료 틀니의 급여 기준은 만 65세 이상 무치악 또는 부분무치악자 대상으로 7년 이내 1회(1악당) 적용이 가능하다. 임플란트의 경우 급여기준대상은 만 65세 이상 부분무치악자로 적용 개수는 평생 1인당 2개에 해당한다.[251)]

# 노인에게 흔히 발생되는 구강질환

## 1) 치아의 마모

치아 마모(tooth wear)는 치아 겉 표면에 위치하는 경조직이 상실됨을 의미하는 용어이다. 다양한 원인에 의해 발생하며 그 원인에 따라 교모(attrition, 부정교합, 거친 음식, 이갈이 등에 의해 유발되며, 저작에 의한 경조직의 기계적 마모이다. 교합면과 절단면에 발생한다.), 마모(abrasion, 치약이나 잘못된 칫솔질이 원이이며 이물질에 의한 경조직의 기계적 마모이다. U자 형태이며 평활한 함몰면과 인접한 여러 개의 치아에 동시 발생한다.), 침식(erosion, 내인성 및 외인성 산에 이해 유발되며, 산에 의해 경조직이 용해된다. 경계가 불분명하먀 평활한 함몰면과 한 악궁에서 여러 개의 치아에서 나타난다,), 굴곡파절(abfraction, 부정교합과 과도한 교합압에 의해 일어나며, 교합압에 의한 치아의 변형이 일어난다. 쐐기 모양 또는 V자 모양의 함몰로 날카롭고 경계가 분명하며, 에나멜질-상아징 경계에 발생하고 단독 떠는 다발성이며 건강한 치주 조직을 갖는다.) 등으로 나눌 수 있다.

이러한 현상이 하나의 명확한 원인에 의해 진행된다는 것보다는 여러 원인이 복합적으로 작용하는 경우가 크다.[252] 마모의 정상적인 속도는 1년 동안 어금니 부위에서 약 29㎛ 정도이다.[253-259] 뾰족했던 끝이 납작해지거나 치아의 끝 부분에 마모된 면이 존재함을 통해 임상적으로 알 수 있다. 이러한 현상이 계속해서 진행되면 환자에게 여러 가지 임상적 영향을 미칠 수가 있는데 우선 턱관절에 영향을 미치고, 그 결과 교합 높이의 변화를 가져올 수 있다.[260-262] 또한 정상적인 치아형태가 무너지게 되므로 저작효율이 감소되며 치아 상실에 의해 내부 중심에 위치한 치아 자체의 신경이 노출될 가능성이 증가하여 치아가 과민해지며 그에 따른 병변이 발생할 수 있다.[263] 노인의 치아가 마모되는 원인은 크게 다섯 가지 정도로 나눌 수 있다. 첫째, 역류나 음식에 의한 부식이다. 산성 음식의 복용은 치아 부식을 유발할 뿐 아니라 마모의 증가를 유발할 수 있다. 역류성 식도염을 앓고 있는 경우 치아의 마모는 더욱 빈번히 발생할 수 있다. 복용 중인 약물도 치아가 마모되는 것에 영향을 줄 수 있는데, 아스피린이나 비타민 C 보충제와 같은 산성 약물이 연관될 수 있다고 한다.[264] 둘째, 구강 건조증 및 이로 인해 적게 생성된 타액이 원인이 될 수 있다. 셋째, 오랜 기간 동안 어금니 부위에 해당하는 구치 부위의 상실로 인하여 상대적으로 앞니 쪽인 전치부에서 이러한 마모 양상이 가속화될 수 있다. 또한 담배나 잘못된 칫솔질과 같은 나쁜 구강습관도 원인 인자로 작용할 수 있다. 마지막으로 굴곡파절(abfraction, 치아가 휘어져서 깨는 것으로, 잇몸 바깥쪽에서 일어나며, 원인은 아직 명확하게 밝혀지지 않았지만, 잘못 배열된 교합에 의한 부적절한 씹는 힘, 이를 갈거나 꽉 깨무는 습관, 치약에 의한 마모로 인한 치아 에나멜질의 손상 등으로 추정하고 있다.) 역시 치아 마모를 가속화시킨다. 굴곡파절이란 치아가 교합력을 받으면서 휘어지게 되고, 이때 발생한 응력이 치아의 아랫부분에 집중되어 미세한 균열이나 파절을 야기하여 V자 모양으로 치아가 파이게 되는 현상을 의미한다. 이 부위에 마모증이 생기게 되면 찬 음식이나 물을 마셨을 때 수초 동안 찌르는 듯한 시린 통증이 일어나고, 과일이나 단 것을 먹을 때 쑤시는 듯한 통증이 나타난다. 이러한 현상이 심화되게 되면 결국 잇몸의 퇴축과도 높은 상관관계를 보이는 것으로 알려져 있다.[265-272] 치아의 옆면이 마모되면서 나타나는 치경부 마모증(cervical abrasion)과 굴곡파절은 비슷한 듯 하면서도 다른 특징이 있다. 치경부 마모증은 치아의 치경부 즉 치아와 잇몸이 만나는 옆면이 마모되어 파이는 현상을 말한다. 치경부 마모증은 자연 치아에서만 나타나는 현상으로, 치아의 순면(입술이 닿는 면)이나 협면(볼이 닿은 면)에서 주로 나타나며, 얕으면서도 넓은 마모가 특징이다. 치경부 마모증은 자연치아가 다른 이물질과 기계적인 접촉이 가해졌을 때 치아의 경조직이 갈려 나가면서 증상으로, 잘못된 양치방법으로 오랫동안 치아에 과도한 압력이 가해진 경우나 단단한 음식물 섭취 등에 의해서 발생할 수 있다. 굴곡파절은 비교적 잇몸이 건강한 치아에서 많이 나타나며, 치아의 협면 뿐만 아니라 설면에서도 나타날 수 있다. 굴곡파절은 치경부 마모증에 비해 깊고 좁은 쐐기 모양의 결손을 보이며, 그 결손 면이 보다 명확하고 날카로운 특징이 있다. 굴곡파절은 치아에 외부의 힘이 가해졌을 때, 즉 과도한 측방압이나 교합외상 등이 가해졌을 때 발생할 수 있으며, 이는 치아가 받은 스트레스가 일정 한계치를 넘으면서 치아 스스로가 이를 극복하지 못하고 휘어지면서 치아의 약한 치경부에서 미세한 균열이 생기면서 조금씩 깨져나가면서 발생하게 된다. 치아 마모는 방치하게 되면 결국 치아의 파절 및 기능상실로 이어지게 되므로, 심각한 치아 마모를 예방하거나 마모의 진행을 방지하기 위해 치과 치료가 필요하다. 역류성식도염 환자를 진료하는 내과 의사는 환자가 조기에 치과 진료를 받을 수 있도록 치과 검진을 권유해야 한다.[273-279]

### 2) 의치성 구내염

의치성 구내염(denture stomastitis)은 구개부위와 혀의 등쪽 면에서 호발하는 구강 내 캔디다증의 한 종류이다.[280-289] 대부분의 경우 잘 맞지 않는 의치를 끼고 있거나, 의치를 오랜 시간 장착하는 경우 의치성 구내염이 홍반성 캔디다증(erythromatous candidiasis)의 형태로 발생한다. 작열감, 접촉통(contac pain) 등의 자각 증상이 있으며, 미란(糜爛, fester, ulceration, 썩거나 헐어서 문드러짐)과 점상 출혈(erosive petechia, 피부나 점막에 1~2mm정도의 점 모양으로 관찰되는 출혈 반점)을 보인다. 혀 등쪽 부위에 생기는 경우 설유두[lingual papilla, 혀의 윗쪽과 옆쪽에 있는 다수의 미소(微小)한 유두상 돌기물(乳頭狀突起物). 사상유두(絲狀乳頭, filiform papilla), 유곽유두(有郭乳頭, circumvallate papilla), 용상 유두(茸狀乳頭, fungiform papilla), 엽상 유두(葉狀乳頭, foliate papilla) 등의 다양한 종류가 있다.]가 소실되어 혀 표면이 붉고 매끄러운 특징을 보이는 위축성 칸디다증(atrophic candidiasis)이 발생한다. 환자들은 대부분 자각증상이 있고 자극적인 음식이나 알코올, 차갑고 뜨거운 음식에 노출되면 통증과 과민 증상을 나타낸다.[290] 광범위한 항생제 사용, 구강 건조증, 면역력 저하 등의 전신 상태 또한 이런 염증 상태에 취약한 구강 환경을 초래할 수 있다. 다양한 원인이 있으므로 의치의 청결, 부적합한 의치의 수정, 항진균성 항생제의 사용 등 여러 가지 치료방법이 동원되어야 한다. 먼저 구강의치 위생을 확립하는 것이 가장 중요한 사항으로 식사 후 의치를 닦고 의치와 접촉하는 점막도 부드러운 칫솔로 청결하게 관리하는 것, 밤에 구강 밖으로 의치를 제거하는 습관을 확립하여야 한다. 오래되거나 잘못 설계된 의치가 원인이라면 치과에 내원하도록 하여, 의치 조정을 받도록 해야 한다.

### 3) 치주염

치주염은 구강 내 미생물에 의해 유발되는 만성 염증성 질환이다. 치아 표면에 형성된 바이오필름(biofilm)은 미생물을 함유하고 있으며, 불량한 구강 위생 등의 문제로 세균성 치태가 축적될 경우 치은의 발적(發赤, flare, 피부나 점막에 염증이 있을 때, 모세 혈관의 확장에 의하여 그 부분이 붉게 부어오르는 상태)과 부종(edema, 피하 조직의 틈에 조직액 또는 림프액이 고여 몸의 전체 또는 일부가 부어오르는 증상)을 동반하는 치은염을 유발하게 된다. 이는 국소적인 혈관의 팽창과 중성구(neutrophils)의 이주에 따른 선천성 면역반응에 의하며, 자극이 제거되면 가역적으로 건강한 상태로 돌아갈 수 있다.[291] 그러나, 바이오필름이 지속되면 사이즈가 커지면서 복잡한 세균 구성을 보이는데, 특히, 혐기성 혹은 통성 혐기성 그람 음성균의 비중이 증가하게 된다. 치주염(periodontitis)은 이러한 세균 자극에 대해 조직의 염증반응이 심화되면서 치아를 지지하는 조직 – 치주인대, 치조골, 백악질 등이 흡수되는 비가역적 부착소실을 의미하며, 병변이 진행됨에 따라 획득 면역반응이 동반된다.[292] 치주인대의 콜라겐 섬유가 파괴되면 치은과 치아 사이에 주머니와 같은 공간이 형성되는데, 이를 치주낭(periodontal pocket)이라고 하며, 치조골 흡수가 동반되면서 점점 깊어진다. 치주낭의 형성과 치주낭 상피의 궤양화(ulceration)는 혐기성 세균이 번식하기 좋은 생태적 환경을 조성하고, 궤양화된 상피를 통해 구강 세균이 혈류로 유입되는 통로를 제공하여 일시적인 균혈증(bacteremia)을 초래할 수 있다. 구강 내 세균, 내독소, 세균성 대사산물과 염증성 매개체 등이 혈류를 통해 각 신체부위에서 발생하는 질환에 관여하며, 그 병인 기전의 중심에는 염증반응이 존재한다. 치주질환과 당뇨병, 심혈관계 질환, 류마티스 관절염, 폐렴 및 조산, 치매, 뇌경색, 골다공증 등의 다양한 질환과의 연관성에 대한 연구가 이루어지고 있다.293) 이는 다양한 만성질환 및 전신질환에 노출된 노인 환자에서 다른 곳보다 세균 유입이 많은 구강 내의 관리가 중요함을 시사한다. 치주질환은 단순히 치아나 잇몸을 손상시키는 것에 그치지 않기 때문에 예방과 관리가 무엇보다 중요하다. 치은염과 초기 치주염의 경우 치석 제거(스케일링)로 치료할 수 있으며, 중등도 치주염은 치석 제거 후 추가로 치은연하 소파술(subgingival curettage, SGC), 치근 활택술(root planning)을 시행한다. 2013년 7월부터 만 19세 이상은 1년에 1회 스케일링이 건강보험 적용을 받을 수 있어 치주 질환에 이환되기 쉬운 노인들은 적어도 1년에 1회는 정기적으로 치과 검진을 받으며 스케일링을 같이 받는 것이 추천된다.

### 4) 약제관련 악골괴사(Medication-related osteonecrosis of the jaw, MRONJ)

약제관련 악골괴사[MRONJ, 전에는 BRONJ(bisphosphonate-related osteronecrosis of jaw)]는 골흡수 억제제나 혈관 형성 억제제를 현재 투여

받고 있거나 투여 받았던 기왕력이 있고, 두경부에 방사선 치료를 받은 적이 없는 환자에서 8주 이상 지속되는 악골의 노출로 정의되는 질병이다. 50대 이상에서 에서 남성에 비해 여성층에서 골다공증 환자가 4~5배 이상 더 많으며[294-303] 이로 인해 폐경기 이후 대다수의 여성이 골다공증 치료제를 복용하게 된다고 보고되고 있다. 비스포스포네이트는 현재 대사성질환이나 골다공증 치료에 널리 사용되고 있는 약제로써 파골세포의 기능을 억제하여 골밀도를 증가시키는 효능을 가지고 있다. 또한 악성종양의 뼈 전이로 인해 나타날 수 있는 통증과 병적골절을 방지하기 위한 약물로써도 사용되고 있다. 기본적으로 비스포스포네이트가 파골세포의 기능을 억제하여 골 개조(bone remodeling) 현상이 발생하는 것으로 가정하고 있으나, 실제로는 악골에서만 이러한 골 괴사의 발생이 보고되고 있다.[304] 약제관련 악골괴사(MRONJ)에 영향을 미치는 요인으로는 효능이 강한 약제일수록, 투약 기간이 길수록 그 발생 확률이 높아지는 것으로 알려져 있다. 경구 제제의 경우 복용 기간이 3년을 넘으면 발생 빈도가 증가하며, 전신적 요소로는 고령, 악성종양, 당뇨병 등이 작용한다고 알려져 있는 만큼 노년 환자에게 있어서 더욱 주의를 요한다.[305] 최근 비스포스포네이트를 지속적으로 사용하는 환자가 늘어나면서 비스포스포네이트의 장기간 사용과 관련된 부작용, 즉 턱뼈괴사나 비전형적 골절 등이 부작용으로 인식되고 있다. 이러한 부작용은 드물지만 심각한 부작용으로 3-5년 이상 비스포스포네이트를 사용하는 경우 약물 지속에 따른 이득과 위험을 잘 판단해야 한다. 특히 치아 상태가 좋지 않은 노인의 경우 향후 발치나 치과치료 계획을 고려하여 약제를 선택해야 한다. 장기간 비스포스포네이트를 사용한 경우 약제를 일정 기간 중단하는 약 복용을 멈추는 기간이 고려될 수 있으며, 약 복용을 멈추는 동안에는 골절 여부나 골밀도 및 뼈 표지자를 추적관찰하고 적절한 칼슘과 비타민D 보충이 이루어져야 한다.[306] 치조골을 포함하는 외과적인 수술은 약제관련 악골괴사(MRONJ)를 일으키는 주요인으로 알려져 있다.[307-313] 악골 괴사를 예방하기 위해서 골다공증 약제의 중단이 필요한 치과치료는 발치 및 치조골을 포함하는 외과적인 구강 내 소수술, 임플란트 수술, 치주 수술 등이 있다. 그중 발치가 약제관련 악골괴사 환자의 52~61%에서 유발 요인으로 보고되었다.314) 중단이 필요한 골다공증 약제의 종류로는 비스포스포네이트 계열이 가장 많으며 최근에는 RANK(Receptor activator of nuclear factor κB) ligand(RANKL) 억제제 계열의 데노수맙(denosumab, Prolia, Xgeva)과 혈관신생억제제 베바시주맙(Bevacizumab, Avastin)의 복용에 의한 악골 괴사의 발생이 추가로 보고되고 있다.[315,316] 데노수맙은 비스포스포네이트와 다른 RANK ligand 억제제로, 파골세포의 생존과 분화를 억제함으로써 뼈 흡수가 억제된다. 골다공증으로 데노수맙을 처방받은 환자 100,000명당 발병률은 0~30.2 정도로 같은 기간 비스포스포네이트를 처방받은 환자에 비해 발병률은 낮았다.[317] 그러나, 항암치료를 위해 데노수맙을 고농도로 처방받은 환자의 경우, 유병률은 0.7%~1.9% 정도로 비스포스포네이트를 처방받은 환자의 경우보다 높다고 보고되었다.[316] 또한, 데노수맙은 뼈와 결합하지 않으며, 중단 후 약 6개월 뒤에는 뼈 대사에 대한 영향이 줄어든다고 알려져 있다.318) 약제의 중단을 고려해야하는 약물의 종류는 다음과 같다.

(1) 비스포스포네이트(Bisohoshonate)

- 알렌드론산(Alendronate) : 포사맥스(Fosamax), 애드본(Aidbone), 알렌포스(Alenfos), 알렌드로(Alendro)
- 리세드론산(Risedronate) : 악토넬(Actonel), 애드본알(Aidbone-R), 본그로(Bonegrow), 본세이브(BoneSave), 자니칼(Zanical)
- 팔미드론산(Pamidronate) : 파노린(Panorin), 파미론(Pamiron)
- 이반드론산(Ibandronate) : 본비바(Bonviva), 본제닉(Bonjenic), 유니본(Unibon), 이바넬(Ibanel), 드론반(Dronban), 반드론(Bandron), 보네조아(Bonezoa), 보니엠(Boni-M), 본가드(Bone God), 본단(Bonedan), 본비스(Bonbis), 본이반(Boneiban), 아나본(Anabon), 아미카본(Amicabone), 오스맥(Osmac), 이바넬(Ibanel), 이바본(Ibabone), 이바테론(Ibateron), 이반드렌(Ibandren), 이반드론(ibandron), 이반드퀄(Ibandqual)
- 졸레드론산(Zoledronate) : 조메타(Zometa)

(2) RANKL 억제제

- 데노수맙(Denosumab) : 프롤리아(Prolia), 엑스지바(Xgeva)

(3) 혈관내피성장인자 억제제

- 베바시주맙(Bevacizumab) : 아바스틴(Avastin)
- 수니티닙(Sunitinib) : 수텐(Sutene)

골다공증으로 진단되어 치료를 받을 예정이거나 이미 뼈 흡수억제제를 복용 중인 환자는 치과치료 시 주의가 필요하므로 내과 전문의와 협진을 통해 약물의 변경, 약물 중단 여부를 결정해야 한다. 2009년 미국 구강악안면외과학회(American Association of Oral and Maxillofacial Surgeons)에서는 골다공증 치료 약물의 중단이 가능한 전신 상태일 때, 치료 전후 3개월의 휴약 기간을 가져야 한다고 추천하였다.[319,320] 그러나 이후 2014년에는 다음과 같은 내용으로 발표하였다.[316] 투여 기간이 4년 이상인 경우, 투여 기간이 4년 미만이지만 스테로이드, 혈관형성 억제제를 동시 투여중인 환자의 경우 2개월간 중단하는 것을 제안하였다. 발치 후에는 발치와의 골재형성이 완료되는 데는 약 2달이 소요되며, 이 기간이 지난 후에 뼈 흡수 억제제를 투여하는 것이 추천된다. 그러나 원인 질환의 치료를 위해 조기에 뼈 흡수 억제제의 재투여가 필요한 경우에는 2주 후, 감염의 증상 없이 발치와가 일차 치유를 보일 때 재투여를 결정할 수 있다. 따라서 약물 중단 여부 및 약물 중단 기간에 대한 내용은 치과치료로 인한 손익과 합병증, 전신 상태에 대한 치과의사, 약물 처방 의사의 심도있는 협진이 필요하다.

# 구강건강과 전신질환

## 1) 당뇨와 구강건강

당뇨병은 변화한 생활 습관, 식이, 비만에 의해 급증하고 있는 만성 질환이다. 제1형 당뇨병은 췌장의 베타세포(β-cell)가 자가 면역 반응에 의해 파괴되면서 인슐린을 생성하지 못하는 원인으로 어린 나이에 발병하며, 인슐린 주사가 필수적인 반면, 전체의 90% 이상을 차지하는 제2형 당뇨병은 인슐린에 대한 조직 반응의 감소로 포도당 대사 기능이 저하되는 인슐린 저항성(insulin resistance)에 의해 나타난다. 치주질환은 다른 합병증과 함께 당뇨 환자에서 종종 관찰되면서 여섯 번째 합병증으로 일컬어지기도 한다.[321)] 당뇨병은 치주질환의 주요 위험인자 중 하나로 당뇨 환자에서 치주염 유병률이 약 3배 증가하는 것으로 알려져 있다.[322-326)] 혈당 조절 여부가 가장 중요한 요소인데, 미국 국민건강영양조사[US National Health and Nutrition Examination Survey(NHANES)] III

보고에 따르면 HbA1c가 9%이하인 성인 그룹에서 중증의 치주염 유병률이 정상 혈당 그룹에 비해 유의하게 높게 나타났으며, 당뇨병과 흔히 동반되는 비만 역시 체질량지수(BMI)가 30 kg/m2군이 18.5~24.9 kg/m2군에 비해 유의하게 높은 치주염 위험도를 보였다.[327] 반대로, 치주질환이 혈당에 영향을 미칠 수 있다는 역학 조사에서도, 중증의 치주염은 혈당 조절 관리의 위험 인자일 뿐 아니라, 신장병증(neohropatrhy), 망막병증(retinopathy), 심혈관질환 등의 당뇨 합병증과 연관이 있는 것으로 나타났다. 이와 같이, 당뇨병과 치주질환이 서로 영향을 주고받는 상호관계를 보인다는 주장에서 두 질환을 연결하는 병인 메커니즘으로 염증 반응이 있는데, 특히, 면역 세포의 형질(phenotype), 혈청 내 지방 수위 및 조직 항상성의 변화에 주목한다.[328] 조절하지 못한 염증 반응의 증폭은 전염증성(preinflammaytory) 싸이토카인과 조직 파괴에 관여하는 효소의 지속적인 활성을 유발하면서 전신적인 염증 상태와 인슐린 저항성을 심화하여, 고혈당 및 고지혈증 상태를 지속시킨다. 치주치료가 혈당 조절을 개선하는 데 영향을 줄 수 있는지에 대한 의문에 대해, 몇몇 연구를 통한 메타분석 결과 비외과적 치주치료 3~4개월 후 당화혈색소(HbA1c, 정상 범위는 4.0~6.0%이고, 6.5% 이상이면 당뇨로 진단할 수 있다.)가 0.4% 가량 유의하게 감소됨을 보이면서 효과적인 혈당 조절을 위한 치주치료의 병행이 강조되고 있다.[329]

### 2) 심혈관계 질환과 구강건강

심혈관계 질환(cardiovascular disease, CVD)은 심장과 주요 동맥에 발생하는 질환을 말하며, 고혈압, 허혈성 심장질환, 관상동맥질환, 협심증,

심근경색증 등을 포함한다. 상기 질환들의 주요 원인은 죽상동맥경화증(atherosclerosis)으로 알려져 있으며, 이는 염증성 질환으로 혈관의 내막에 콜레스테롤이 침착하고 내피세포가 증식하여 죽종(atheroma, 관상동맥이나 말초동맥 내에서 주로 침전되는 콜레스테롤이나 단백질 성분의 물질을 일컫는 말이다.)이 형성되는 것을 말한다. 죽종 주위로 섬유막이 생기고 내부가 묽어지는 경화반(atherosclerotic plaque, 혈관 내피에 콜레스테롤이 침착되고, 혈관 내피세포의 증식이 일어나 혈관이 좁아지거나 막히게 되어 말초로의 혈류 장애가 발생한 상태)이 되었다가 파열되면 혈관 내 혈전이 생기면서 혈액순환 장애를 일으키게 되는데, 위험인자 중 고지혈증은 산화된 저밀도지단백질[LDL(low-dentsity lipoproteins)]이 혈관 내피세포를 침투하여 염증 반응을 유발하게 하고, 혈류로부터 백혈구를 끌어 모으는 결과를 초래한다.[330] 여러 메타분석 결과, 두 질환 사이에는 유의한 관계가 있으며, 치주질환자에서 심혈관 질환의 발생 위험이 34% 가량으로 유의하게 증가하고, 특히, 60세 이하의 중증 치주염 환자에서 관상동맥질환의 발생위험이 유의하게 높다고 알려진 바 있다.[331-336] 두 질환을 연결시키는 기전에는 균혈증(bacteremia)이 있는데, 구강 세균 혹은 대사산물이 혈류를 통해 유입되면서 CVD 유발에 관여하는 것이다.[335,337-344] 균혈증은 건강한 사람에서 간단한 치과 치료에도 발생할 수 있으나, 치주조직의 염증이 심화될수록 발생 빈도가 높아지는 것으로 알려져 있다. 구강은 신체 다른 부위에 비해 세균의 유입이 많은 곳이며, 실제 수술을 통해 제거한 경화반 조직에서 포르피로모나스 진지발리스(Porphyromonas gingivalis), 아그레가티박터 악티노마이세템코미탄스(Aggregatibacter actinomycetemcomitans)를 포함한 다수의 구강 세균 DNA가 검출되거나, 살아있는 세균이 발견되기도 하는 등 치주질환 병원균의 영향에 대한 주장을 뒷받침하고 있다.[345-347] 치주질환 병원균, 내독소와 대사산물은 혈관 내피세포의 세포자멸사(apoptosis)를 유발하거나, 인터류킨-1(IL-1), 종양괴사인자-α(TNF-α), 인터류킨-6(IL-6,) 단핵구 화학주성 단백질-1[monocyte chemotactic protein-1(MCP-1)], 혈관내피성장인자(vascular endothelial growth factor), P-셀렉틴(P-selectin) 등을 통해 염증 반응을 증가시키고 혈액 응고, 혈전의 형성을 촉진한다.[348-355] 혈압약을 장기간 복용한 환자들 중에서 잇몸이 비정상적으로 과도하게 증식된 경우를 볼 수 있다.[356,357] 잇몸 과증식과 연관된 약제는 페니토인[phenytoin(dilantin)] 등의 항경련제,[358,359] 사이클로스포린(cyclospoprine) 등의 면역 억제제,[360-368] 니페디핀(nifedipine) 등의 칼슘통로 차단제[369-378]가 있다. 치태(plaque)의 존재가 잇몸 과증식의 가장 중요한 위험 인자이므로 치태의 적절한 치료와 청결한 구강 위생의 유지가 중요한 예방 방법이다. 따라서 칼슘통로 차단제를 복용하는 환자에게는 이러한 예방 방법과 잇몸 과증식이 발생할 수 있음을 설명해야 한다. 약제로 인한 잇몸 증식에서 가장 효과적인 치료는 잇몸 증식의 원인이 되었던 약제의 복용을 중단하고 다른 종류의 약제로 변경하는 것이다. 약제의 중단 후 잇몸 증식은 1-8주 이내 호전되는 것으로 알려져 있으며 약제의 중단 후에도 치태와 같은 국소염증 요인들을 제거하기 위한 정기적인 치과 진료와 구강 내 위생 상태를 청결히 유지하는 것이 중요하다. 치은 과증식에 대한 약제의 중단 이후 증상의 호전이 없거나 저작 장애나 발음 장애와 같은 기능상의 문제와 미관상 문제가 있을 경우 잇몸절제술을 시행할 수 있다.[379.380]

### 3) 방사선치료와 구강건강

방사선 조사부위의 조직은 오랜 세월에 걸쳐서 창상치유부전(wound healing failure)이 생긴다. 구강이나 인두가 조사부위에 포함되어 있는 경우 점막염으로 인한 동통, 연하장애, 2차감염, 미각장애, 타액분비 저하, 다발충치, 악골괴사 등의 장애가 생기거나 또는 그 가능성이 있다. 20 그레이(Gy, 방사능 흡수선량의 단위) 조사했을 무렵부터 점막염이 나타난다.381-384) 두경부암에 대한 방사선치료의 중단 원인은 주로 구내염의 중증화에 수반하는 통증과 섭식장애이며 중증화의 원인은 구강세균으로 인한 2차감염이다. 구내염의 중증화를 예방하기 위해서는 구강 내를 청결하게 유지하고 세균수를 감소시키는 것이 결정적으로 중요하다는 점을 환자에게 충분히 인식시켜서 함께 구강위생관리를 한다. 또한 두경부 방사선 치료 전에는 방사선 악골 괴사의 발생을 예방하기 위해서, 감염원이 될 수 있는 치아는 미리 치료하거나 발치할 수 있도록 환자를 치과에 의뢰할 필요가 있다. 조사부위에 직접 포함되는 금속 치관은 산란선(distrubution scatter ray, X-선이 인체에 조사되었을 경우에 광자는 체내에서 흡수되든가 직진하여 통과할 뿐만 아니라, 체내에서 상호작용을 하여 그 결과 처음의 방향과는 다른 방향으로 나가는 산란선이 생긴다.)으로 인한 점막염의 중증화를 방지하기 위해서 제거해 두는 것이 바람직하다. 정기적으로 구강위생관리를 하고, 구내염의 중증화 예방에 힘쓴다. 동시에 자극이 적은 함수제(알코올 함유 함수제는 피한다)로 양치질을 열심히 하게 한다. 구강 내의 보습대책이 중요하다. 보습제나 인공타액 사용을 권한다. 부교감신경자극제(Salagen, 살라겐, Pilocarpine HCl)의 투여도 가능하다.

# 노인에서 구강건강 관리

### 1) 임플란트 치료 후 관리

치아 우식증이나 치주질환으로 인해 치아를 발거하게 되면 인공치아를 만들어 넣거나 임플란트를 식립함으로서 씹는 기능과 발음 및 모양을 개선시킬 수 있다. 고정성 가공의치(bridge)의 경우 상실치아 부위에 인공치아를 대체해 넣기 위해 양쪽의 자연치아를 삭제해야 한다는 단점이 있어 최근에는 인접치아를 건드리지 않고 직접 치조골에 인공치아를 매식하는 임플란트를 선호한다. 그러나 임플란트는 자연 치아에서 쿠션 역할을 하는 치주인대가 존재하지 않아 구강 미생물에 의해서 쉽게 임플란트 주위염이 진행될 수 있기 때문에 구강위생 관리가 더욱 중요하다. 또한 다소 크게 형성된(overcontour) 보철물의 하방이나 좁은 치간 공극 부위에는 물리적인 구강 관리용품의 접근이 어렵기 때문에 이 부위에 치면 세균막이 침착되어 임플란트 주위염이 야기될 가능성이 크다. 즉, 임플란트 상부 구조에 침착된 치면 세균막의 물리적 제거는 임플란트 유지관리의 필수요소이다. 임플란트를 식립한 직후에는 주위 조직에 변화가 더욱 잘 일어나기 때문에 임플란트 식립 후 2년 동안 초기에는 3~6개월 간격으로, 그 이후에는 6~12개월 간격으로 치과에 방문하여 임플란트 주위 조직의 건강 상태에 대해 검진을 받아야 한다. 환자가 스스로 구강위생관리를 할 수 있고 임플란트 주위 골 소실의 증거가 없으면 검사 빈도를 줄일 수 있다.

### 2) 의치의 유지 관리

의치를 사용하는 환자에게는 유치악에서 양치를 하는 것과 마찬가지로 의치도 식사 후 깨끗하게 관리를 해야 함을 강조하여 주지시킨다. 식사 후에는 구강을 씻고, 의치도 부드러운 의치용 솔로 문지르고 물로 충분히 세척하도록 한다. 세제 사용 시에는 마모제가 함유되어 있는 치약은 사용하지 않도록 설명한다. 하루에 한 번, 수면 시간을 이용하여 의치를 의치세정액 속에 담가두어 화학적 방법으로도 의치를 세척하도록 한다. 의치를 장착 또는 철거할 때뿐만 아니라 세척 시 의치를 떨어뜨렸을 경우 단단한 바닥에 의하여 파절이 되는 것을 방지하기 위해 물을 약간 채운 세면대에서 시행하는 것을 교육한다. 구강위생관리의 목적뿐만 아니라 골 흡수량과 흡수 속도를 최소화하기 위해 밤에는 의치를 반드시 빼두어야 한다. 낮 동안 음식물을 씹는 스트레스로 인해 의치 하방의 치조골과 점막이 변화할 수 있기 때문이다. 따라서 적어도 24시간 중 수면시간 만은 의치를 빼고 잠자리에 들도록 하며 구강에서 제거한 의치는 손상과 건조를 막기 위해 물에 담가 둔다. 의치를 장착한 환자는 의치의 세균막 관리뿐만 아니라 구강조직의 검사를 위해 적어도 일 년에 한 번은 치과 내원을 하여야한다. 의치를 장착하더라도 구강 내 조직은 끊임없이 변화하며 적응하는데, 의치는 크게 변화하지 않으므로 적합성이 떨어지기 때문이다. 이러한 경우 치조골의 흡수가 심해지며, 구강 질환의 원인이 될 수 있기 때문에 의치를 사용하는 환자는 주기적인 치과 검진이 필수적이다. 노화가 진행됨에 따라, 구강은 다양한 변화를 겪게 되며, 많은 질환에 노출되게 된다. 이런 과정에서 저작기능을 상실하여 영양 섭취의 경로가 제한될 수 있으며, 구강이 감염의 경로가 되는 경우도 많다. 또한 특정 전신질환으로 치료를 받고 있는 노인환자에서, 구강 내 부작용이 발생하는 경우 치과와의 협진을 통해 이를 해결하고 약제 변경을 고려해야 하는 경우도 종종 발생한다. 즉, 구강건강은 전신 상태와 별개로 생각해서는 안 되는 문제이며, 노인의 환자의 전신 상태를 치료하는 임상가는 이를 인지하고, 환자들이 구강위생을 올바르게 관리하도록 교육하고 주기적으로 치과 진료를 받을 수 있도록 권유하여야 한다. 치과 진료를 경제적인 이유로 부담스러워 하는 경우가 많아, 이를 해결하기 위해 정부에서 치아 보철 분야의 건강보험 적용을 도입하여 임플란트 및 의치에 관해서 노인들이 보험 혜택을 보장받을 수 있다. 틀니의 급여 기준은 만 65세 이상 무치악 또는 부분무치악자 대상으로 7년 이내 1회(1악당) 적용이 가능하다.[385] 임플란트의 경우 급여기준대상은 만 65세 이상 부분무치악자로 적용개수는 평생 1인당 2개에 해당한다. 가장 흔한 구강 질환인 치주질환의 기본 치료인 스케일링 또한 연 1회 보험 적용이 되므로, 정기적인 치과 검진과 예방관리를 받도록 해야 한다. 노인에서 전신건강과 구강건강은 밀접한 관련이 있으며, 적절한 구강건강 유지를 위해 전신질환이 있는 노인에서 치과 치료의 필요성을 강조하고 추천하는 것이 필요하다.

치과위생사가 하는 일로 스케일링을 떠 올리게 되지만, 대상자의 생애주기에 따른 치과위생사가 하는 일은 다음과 같다.[386)]

유아기 : 만 1~5세 시기로 바람직한 식습관 형성 및 구강위생 활동 습관 지원이다.

학동기 : 만 6~18세로 구강질환의 예방, 생활습관 개선을 위한 도움과 구강 관리에 대한 동기 부여이다.

청년기 : 흡연과 전신 건강, 치주병과의 관계 이해 돕기와 건강한 생활습관의 확립 및 지속적인 동기부여이다.

성인기 : 시간 부족으로 구강 내 상황에 개인차가 벌어지기 때문에 개인 상황에 따른 맞춤형 지원을 한다. 성인기 때에는 시간이 부족하여 치과 검진의 기화를 확보하기 어렵다. 성인기부터는 개인차가 벌어지기 시작하기 때문에 개인 상황에 따른 맞춤형 지원이 필요하다.

노년기 : 전신 건강 문제로 발생되는 구강 건강의 악화가 있어 더 이상 악화되지 않도록 자세한 설명과 치료, 예방을 도와준다.

기타 : 스켕이링, 불소도포, 치아홈메우기, 식생활 지도 및 구강 위생 지도를 한다.

## ○ 참고 문헌


1. 대한성장의학회 : 333(하루 3번, 3분 이상, 3분 이내)법칙만 지키면 건강하게 치아를 유지할 수 있을까 https://m.post.naver.com/viewer/postView.naver?volumeNo=35756565&memberNo=44444045 04.10. 2023.
2. 안심이 : 생애주기별 치아 건강 악화시키는 6가지 착각. http://www.안심요양병원.kr/bbs/board.php?bo_table=health_info&wr_id=36&page=2, 2017. 06. 16.
3. 이혜나 헬스조선기자 : 양치질 333법칙, 무조건 따랐다간 이 나간다? https://health.chosun.com/site/data/html_dir/2019/10/01/2019100101475.html 10. 01. 2019
4. 여수 MBC : 건강한 치아 13계명. https://ysmbc.co.kr/WisdomOfLife/19/read/26625
5. 닥터리 : 식사후 언제 양치질하는 것이 좋을까 https://m.blog.naver.com/eklim29/222739983901 5. 20, 2022.
6. BBC NEWS 코리아 : 건강: 치아보다 더 중요한 이곳... 제대로 된 양치질 방법은? https://www.bbc.com/korean/features-62281404 7. 24, 2022.
7. 한겨레 : '3·3·3·3 비법'으로 치아건강 지키세요 https://www.hani.co.kr/arti/specialsection/life20/481498.html 6. 06. 2011.
8. 이현정 기자, 서울신문 : 하루 3번, 식사 뒤 3분 이내, 3분 이상 양치질 8. 18, 2014. https://www.bokjiro.go.kr/ssis-tbu/cms/pc/news/news/6249685.html
9. 나만의DR : 탄산 음료 마신 뒤 올바른 양치질 시간, 올바른 치아 관리법 https://my-doctor.io/healthLab/info/454
10. 이현주 헬스조선 기자 : 탄산음료 마신 후 양치질, 30분 뒤에 해라 https://m.health.chosun.com/svc/news_view.html?contid=2010061101732 06. 14, 2010.
11. 이맑은 치과 : 탄산음료 마시고 바로 양치 하는 것이 좋을까? http://www.ebright.kr/치과상식/611543
12. 서울신문 : 탄산음료 마시고 20분 내 양치질은 치아에 '독' https://www.seoul.co.kr/news/society/health-medical/2014/08/18/20140818025003 08. 18, 2014.
13. 연합뉴스 : "탄산음료마신직후양치는치아에毒" https://www.yna.co.kr/view/AKR20100519174300017 05. 19, 2010.
14. Quora : Why is it recommended to wait at least 30 minutes after brushing your teeth to begin eating and/or drinking? https://www.quora.com/Why-is-it-recommended-to-wait-at-least-30-minutes-after-brushing-your-teeth-to-begin-eating-and-or-drinking, Answered by Assistant, MySmilist and Jack Hodari.
15. Bahia Dental Group : Here's What Happens to Your Teeth While You Sleep, https://www.bahiadentalgroup.com/blog/heres-what-happens-to-your-teeth-while-you-sleep
16. NIB Dental Care : What are the differences between brushing your teeth before and after breakfast? https://nibdental.com.au/what-are-the-differences-between-brushing-your-teeth-before-and-after-

breakfast/
17. Listerine : Your Mouth at Night. https://www.listerine.co.uk/night-time/happens-mouth-night
18. 김거수 기자, 충청뉴스 : [칼럼] 양치질 '333법칙', 오히려 치아가 상할 수 있다? https://www.ccnnews.co.kr/news/articleView.html?idxno=158761 10. 01, 2019. 이경은 교수 도움말
19. 박정렬 기자, 중앙일보 : 양치질 '333 법칙' 오히려 치아 손상 원인된다? https://jhealthmedia.joins.com/_inc/pop_print.asp?pno=20921 10. 02, 2019.
20. 허지선 기자, 휴면에이드포스트 : 커피 마신 후, 바로 양치? 잘못된 치아 상식 https://jhealthmedia.joins.com/_inc/pop_print.asp?pno=20921 03. 16, 2020.
21. 이경은, 대전일보 : [전문의 칼럼] 올바른 양치질 https://www.daejonilbo.com/news/articleView.html?idxno=1391605
22. 이혜나 헬스조선 기자, 문수아 헬스조선 인턴기자 : 양치할 때 칫솔에 물 묻힐까? 말까? https://m.health.chosun.com/svc/news_view.html?contid=2021081001619 08. 10, 2021.
23. 위례맑음치과 : 칫솔에 물 묻히면 NO, https://m.blog.naver.com/wiryefine/222257878468
24. Lacto Glow : 양치질 할 때, 칫솔에 물을 묻히지 말라는 이유, 양치질할 때 칫솔에 물을 묻히시나요? https://lactoglow.com/article/구강건강정보/12/79/
25. 이혜나 헬스조선기자 : 양치할 때, 칫솔에 물 묻히면 안 되는 이유 https://m.health.chosun.com/svc/news_view.html?contid=2021083001469 08. 30, 2021.
26. 가톨릭대대전성모병원 : 양치질에 대한 오해와 진실. https://m.post.naver.com/viewer/postView.naver?volumeNo=26127482&memberNo=46128117
27. Real Foods : 양치질은 '3·3·3 법칙'이 정답?…자기 전에도 한 번 더, '3·3·4'가 이상적 https://realfoods.heraldcorp.com/view.php?ud=20191002000832&ret=list 10. 03. 2019.
28. 권대익 기자, 한국일보 : 양치질 무조건 '333법칙'? "탄산음료 마신 직후엔 피해야" https://www.hankookilbo.com/News/Read/201910041119739055
29. 닥터 더블유 : 양치질 '333 법칙', 오히려 치아가 상할 수 있다? https://www.doctorw.co.kr/news/articleView.html?idxno=81270
30. 최재련 정책브리핑 : 국민과 함께하는 민생토론회. 치약·구중청량제 올바른 사용법 https://www.korea.kr/news/healthView.do?newsId=148916179#health 06. 12, 2023.
31. 김진구 헬스조선 기자, 임다은 헬스조선 인턴기자 : 치약 대신 소금, 물 묻혀 닦기… 치아에 문제 없을까? https://m.health.chosun.com/svc/news_view.html?contid=2017102302063 10. 23, 2017.
32. YTN 사이언스 : YouTube 치질을 해도 괜찮을까 by 치과전문의 김익제 https://www.youtube.com/watch?v=5xLV_ka8Uuk
33. EL Hospital : 소금으로 양치질을 한다고? https://m.blog.naver.com/elhospital2021/223228790617 10. 9, 2023.
34. 탈퇴한 사용자 : 소금으로 양치질을 해도 괜찮을까요? https://www.a-ha.io/questions/4bb893070bd89a6c9cd2dbfb5eedecb3 06. 19, 2021.
35. Dental Nurse Network : Diary of a dental hygiene student – the Stephan Curve, impression-taking and fissure sealants. https://www.dentalnursenetwork.com/news/1796-diary-of-a-dental-hygiene-student-the-stephan-curve-impression-taking-and-fissure-sealants.html
36. Jamie the Dentist : Stephan Curve. https://jamiethedentist.com/dental-caries-decay/stephan-curve/
37. Simryn Johal, Action on Sugar : Sweet Tooth: The Effect of Sugar on our Oral Health, https://www.

actiononsugar.org/blog/sweet-tooth-the-effect-of-sugar-on-our-oral-health-/

38. Oxford Reference : Overview Stephan curve. https://www.oxfordreference.com/display/10.1093/oi/authority.20110803100531178
39. Bowen WH : (2012) The Stephan Curve revisited. odontology 101(1):2-8. https://link.springer.com/article/10.1007/s10266-012-0092-z doi: 10.1007/s10266-012-0092-z
40. Quora : What is the : Stephan curve" in dentistry? https://www.quora.com/What-is-the-Stephan-curve-in-dentistry Answered by Assitant and Heena Sahani
41. Winglley Oral Health Programme : The Stephan Curve. https://www.quora.com/What-is-the-Stephan-curve-in-dentistry
42. Efka Zabokova Bilbilova : (2021) Dietary Factors, Salivary Parameters, and Dental Caries DOI: 10.5772/intechopen.92392 In Dental Caries Edited by Efka Zabokova Bilbilova ISBN : 978-1-83968-115-8, Print ISBN : 978-1-83968-114-1, EBook ISBN : 978-1-83968-116-5
43. 경희대학교병원 : 치과 Talk. 영아기부터 노년기까지 생애주기별 치아 관리법 / 소아치과 최성철 교수 https://post.naver.com/viewer/postView.nhn?volumeNo=27338903&memberNo=1500135801. 22, 2020.
44. 우상엽 : 생애 주기별 치아 건강 관리 방법 https://m.blog.naver.com/drwoo999/222602817145
45. 정승열, 이광희, 라지영, 이동진, 안소연, 김지영, 송찌현, 김윤희 : (2008) 취학전 어린이의 유전치 우식증과 관련 요인. 대한소아치과학회지 35(4):635-641. https://www.researchgate.net/profile/So-Youn-An/publication/264106149_FACTORS_AFFECTING_MAXILLARY_ANTERIOR_TEETH_CARIES_IN_PRESCHOOL_CHILDREN/links/5662777508ae192bbf8cbfc9/FACTORS-AFFECTING-MAXILLARY-ANTERIOR-TEETH-CARIES-IN-PRESCHOOL-CHILDREN.pdf?origin=scientificContributions
46. Drury TF, Horowitz AM, Ismail AI, Maertens MP, Rozier RG, Selwitz RH : (1999) Diagnosing and reporting early childhood caries for research purposes: a report of a workshop sponsored by the National Institute of Dental and Craniofacial Research, the Health Resources and Services Administration, and the Health Care Financing Administration. J Public Health Dent 59:192-197. https://pubmed.ncbi.nlm.nih.gov/10649591/
47. Avila WM, Pordeus IA, Paiva SM, Martins CC : (2015) Breast and Bottle Feeding as Risk Factors for Dental Caries: A Systematic Review and Meta-Analysis. PLoS One 10(11):e0142922. doi: 10.1371/journal.pone.0142922.
48. Andrew Martin : PPT, Baby Bottle Tooth Decay. https://www.slideshare.net/slideshow/baby-bottle-tooth-decay-95162732/95162732 Apr 27, 2018.
49. Carrillo-Díaz M, Ortega-Martínez AR, Ruiz-Guillén A, Romero-Maroto M, González-Olmo MJ : (2021) Impact of Breastfeeding and Cosleeping on Early Childhood Caries: A Cross-Sectional Study. J Clin Med 10(8):1561. doi: 10.3390/jcm10081561.
50. 권오진 : "입으로 숨 쉬다가 평생 얼굴형 바뀐다"…'구강호흡' http://코나이비인후과.com/Module/News/News.asp?Mode=V&Srno=30321
51. 세브란스 : 편도·아데노이드 비대증 있는 우리 아이, 반드시 수술 받아야 하나요? https://m.post.naver.com/viewer/postView.nhn?volumeNo=18413071&memberNo=19457070&searchKe

yword=%EC%86%8C%EC%95%84&searchRank=509 03. 19, 2019.
52. 박주현 : 소아의 편도와 아데노이드에 대한 상식 https://ksungae.co.kr/health/healthview.do?bid=103246&pageNum=1&dept_id=&key=&keyword= 09. 11, 2018.
53. 황수경 : [황수경으 건강컬럼] "입으로 숨 쉬면 얼굴형이 바뀐다?"....올버른 호흡법 http://lucidclinic.co.kr/Module/News/Lecture.asp?MODE=V&SRNO=28373
54. 건강보험 : 건강한 치아관리를 위한 조언. 건강보험 vol. 306. https://www.nhis.or.kr/static/alim/paper/oldpaper/202404/sub/section1_5.html 2024. 04.
55. 김윤주 기자, 한겨레 : 스케일링 '1년 1회' 건보 적용, 이달 안에 받으세요 https://www.hani.co.kr/arti/society/health/1121601.html 12. 24, 2023.
56. 건강보험 : 건강보험과 함께 해마다 스케일링 받으세요! https://www.nhis.or.kr/static/alim/paper/oldpaper/202209/sub/06.html
57. Sprout Pediatric Dentistry & Orthodontics : Does My Child Need a Space Maintainer? https://www.sproutpediatricdentistry.com/blog/orthodontics/spacers-for-children/
58. Hudsonville Dental Kids : Is a Space Maintainer Needed for My Child? https://www.hudsonvilledentalkids.com/is-a-space-maintainer-needed-for-my-child/
59. Quora : Is it still possible to give gadgets to children once they reach adolescence at the age of 12-13 nowadays? Many experts said giving gadgets too early can have negative effects on children. https://www.quora.com/Is-it-still-possible-to-give-gadgets-to-children-once-they-reach-adolescence-at-the-age-of-12-13-nowadays-Many-experts-said-giving-gadgets-too-early-can-have-negative-effects-on-children Answered by Yulea King, Oscar Stern, James-Ryan Stampley and Philip Sorbello.
60. Lone IM, Zohud O, Midlej K, Paddenberg E, Krohn S, Kirschneck C, Proff P, Watted N, Iraqi FA : (2023) Anterior Open Bite Malocclusion: From Clinical Treatment Strategies towards the Dissection of the Genetic Bases of the Disease Using Human and Collaborative Cross Mice Cohorts. J Pers Med 13(11):1617. doi: 10.3390/jpm13111617.
61. Sudhanthar S, Lapinski J, Turner J, Gold J, Sigal Y, Thakur K, Napolova O, Stiffler M : (2019) Improving oral health through dental fluoride varnish application in a primary care paediatric practice. BMJ Open Qual 8(2):e000589. doi: 10.1136/bmjoq-2018-000589.
62. American Academy of Pediatric Dentistry(AAPD) : (2023) Fluoride therapy. The Reference Manual of Pediatric Dentistry. Chicago, Ill.: American Academy of Pediatric Dentistry; 2023:352-8. https://www.aapd.org/media/Policies_Guidelines/BP_FluorideTherapy.pdf
63. Weyant RJ, Tracy SL, Anselmo TT, Beltrán-Aguilar ED, Donly KJ, Frese WA, Hujoel PP, Iafolla T, Kohn W, Kumar J, Levy SM, Tinanoff N, Wright JT, Zero D, Aravamudhan K, Frantsve-Hawley J, Meyer DM : (2013) American Dental Association Council on Scientific Affairs Expert Panel on Topical Fluoride Caries Preventive Agents. Topical fluoride for caries prevention: executive summary of the updated clinical recommendations and supporting systematic review. J Am Dent Assoc. 2013 Nov;144(11):1279-91. doi: 10.14219/jada.archive.2013.0057. Erratum in: J Am Dent Assoc. 2013 Dec;144(12):1335. Dosage error in article text.
64. American Dental Association Council on Scientific Affairs : Professionally applied topical fluoride, Evidence-based clinical recommendations. JADA 137:1151-1159. https://jada.ada.org/article/S0002-8177(14)64961-8/pdf

65. Moss ME, Zero DT, Burt and Eklund's Dentistry, Dental Practice, and the Community, 2021 : Fluoride and Caries Prevention. https://www.sciencedirect.com/topics/medicine-and-dentistry/fluoride-varnish
66. Clark MB, Keels MA, Slayton RL, SECTION ON ORAL HEALTH; Braun PA, Fisher-Owens SA, Huff QA, Karp JM, Tate AR, Unkel JH, Krol D : (2020) Fluoride Use in Caries Prevention in the Primary Care Setting. Pediatrics 146(6):e2020034637. doi.org/10.1542/peds.2020-034637
67. Recommandations from MCHB Expert Panel : Topical Fluoride Recommendations for High-Risk Children Development of Decision Support Matrix. October 22-23, 2027. Alktarum Institute, Washington, DC. https://www.mchoralhealth.org/PDFs/TopicalFluorideRpt.pdf
68. Taylor Norris, Healthline : What Are the Benefits, Side Effects, and Recommendations for Fluoride Treatment? March 29, 2019. Medically reviewed by Christine Frank https://www.healthline.com/health/dental-and-oral-health/fluoride-treatment
69. Chi DL : (2014) Topical Fluoride Varnish Every 6 Months is not More Effective Than Placebo Varnish at Preventing Dental Caries in Preschoolers in Brazil. J Evidence Based Dental Practice 14(3):142-144. doi: 10.1016/j.jebdp.2014.07.009.
70. Shick E: (2007) Current Fluoride Recommendations for the Pediatric Patient. US Pharm. 32(10):52-56. https://www.uspharmacist.com/article/current-fluoride-recommendations-for-the-pediatric-patient
71. Mohamed Elsanhoury A, Omar O, Shehaby F, Mohamed Yousry Y : (2024) ASSESSMENT OF REASONS, AGE, ORAL HEALTH STATUS AND DENTAL TREATMENT NEEDS OF CHILDREN IN THEIR FIRST DENTAL VISIT: A CROSS-SECTIONAL STUDY. Adv Dental J 6(1):35-50. DOI:10.21608/adjc.2023.218573.1348
72. Better Health : Teeth development in children. https://www.betterhealth.vic.gov.au/health/conditionsandtreatments/teeth-development-in-children
73. The Tootharium : WHEN WILL MY BABY START GETTING TEETH? https://thetootharium.com/faqs/when-will-my-baby-start-getting-teeth/
74. Tungare S, Paranipe AG, StatPearls, National Library of Medicine : Diet and Nutrition to Prevent Dental Problems. https://www.ncbi.nlm.nih.gov/books/NBK534248/ Last Update July 10, 2023.
75. Mobley C, Marshall TA, Milgrom P, Coldwell SE : (2009) The contribution of dietary factors to dental caries and disparities in caries. Acad Pediatr 9(6):410-4. doi: 10.1016/j.acap.2009.09.008.
76. Truly Dental : Fissure Sealants. https://trulydental.ie/blogs/fissure-sealants
77. Sreedevi A, Brizuela M, Mohamed S, StatPearls, National Linrary of Medicine : Pit Fissue Sealants. https://www.ncbi.nlm.nih.gov/books/NBK448116/ Last Update September 26, 2022.
78. Azarpazhooh A, Main PA : (2008)Pit and Fissure Sealants in the Prevention of Dental Caries in Children and Adolescents: A Systematic Review. JCDA 74(2):171-177, App183i-183xxxvii https://www.cda-adc.ca/jcda/vol-74/issue-2/171.pdf
79. Mahoney E, Kilpatrick N, Hibbert S, Jhonston T : (2013) 6 - Restorative paediatric dentistry, Editor(s): Angus C Cameron, Richard P Widmer, Handbook of Pediatric Dentistry (Fourth Edition), Mosby, pp.79-102, doi.org/10.1016/B978-0-7234-3695-9.00006-7.
80. Irish Oral Health Services Guideline Initiative. Pit and Fissure Sealants: Evidence-based guidance

on the use of sealants for the prevention and management of pit and fissure caries. 2010. Health Research Board(Grant No. S/A013) : https://www.dentalhealth.ie/assets/files/pdf/fs_guideline_online_final_v_2.pdf

81. Naaman R, El-Housseiny AA, Alamoudi N : (2017) The Use of Pit and Fissure Sealants-A Literature Review. Dent J (Basel) 5(4):34. doi: 10.3390/dj5040034.
82. Drs Ensor Johnson & Lewis : Oral Health And Nutrition Through The Life Cycle. https://www.ejldental.com/oral-health-and-nutrition-through-the-life-cycle March 2020.
83. Sheetal A, Hiremath VK, Patil AG, Sajjansetty S, Kumar SR : (2013) Malnutrition and its oral outcome - a review. J Clin Diagn Res7(1):178-80. doi: 10.7860/JCDR/2012/5104.2702.
84. Lešić S, Ivanišević Z, Špiljak B, Tomas M, Šoštarić M, Včev A : (2024) The Impact of Vitamin Deficiencies on Oral Manifestations in Children. Dentistry Journal 12(4):109. doi.org/10.3390/dj12040109
85. Rahman N, Walls A : (2019) 114 - 124: Chapter 12: Nutrient Deficiencies and Oral Health. doi.org/10.1159/000455379. In Monographs in Oral Science, Zohoori FV, Duckworth RM, Zohoori V, Duckworth R : The Impact of Nutrition and Diet on Oral Health. S, Karger AG Vol. 28 ISBN electronic: 978-3-318-06517-6, ISBN print: 978-3-318-06516-9
86. Nagpal B, Nagpal J, Nagpal J, Garg A, Garg A, Nagpal A : (2019) Oral Manifestations Due to Nutritional Deficiencies & Systemic Diseases : A Review C:/Users/user/Downloads/OralManifestations%20(2).pdf
87. Malik AW : [PPT] Oral manifestations of nutritional deficiencies https://www.slideshare.net/slideshow/oral-manifestations-of-nutritional-deficiencies/45639261 Mar 10, 2015.,
88. Cazzolla AP, Cosola MD, Ballini A, Santacroce L, Lovero R, Testa NF, Lacarbonara V, De Franco A, Troiano G, Cantore S, Di Comite M, Nocini R, Muzio LL, Crincoli V, Dioguardi M : (2021) The Association between Nutritional Alterations and Oral Lesions in a Pediatric Population: An Epidemiological Study. Biomed Res Int 2021:9992451. doi: 10.1155/2021/9992451.
86. Pflipsen M, Zenchenko Y : (2017) Nutrition for oral health and oral manifestations of poor nutrition and unhealthy habits. General Dentistry Self-Instruction Exercise No. 412. p.44, Subject Code : Health and Nutrition (150) https://www.agd.org/docs/default-source/self-instruction-(gendent)/gendent_nd17_aafp_pflipsen.pdf
87. Schlosser BJ, Pirigyi M, Mirowski GW : (2011) Oral Manifestations of Hematologic and Nutritional Diseases. DOI:10.1016/j.otc.2010.09.007
88. Mulla SA, Ansari A, Bhattacharjee M, Patil AH, Metha SA : (2023) Oral Manifestations of Nutritional Deficiencies: A Micro Review of Macro Issues in the Mouth. Oral Maxillofacial Pathol J 14(2):27–219. www.ompj.org/archives
89. Gavin Van De Walle, Healthline : 14 Signs of Iron Deficiency Anemia. https://www.healthline.com/nutrition/iron-deficiency-signs-symptoms, Medically reviewed by Megan Soliman
90. Colgate : Medication-induced xerostomia and caries risk. https://www.colgate.com/en-sa/oral-health/for-professionals/caries/medication-induced-xerostomia-and-caries-risk
91. Virginia Bartok, Pharmacy Times : Drug-Induced Dry Mouth. November 9, 2011. https://www.pharmacytimes.com/view/drug-induced-dry-mouth

92. Fiona M. Collins, Colgate : Polypharmacy Increases Risk for Xerostomia and Dental Caries. https://www.colgateprofessional.com/dentist-resources/caries/polypharmacy-increases-risk-for-xerostomia-and-caries August 2022.
93. Müller F, Chebib N, Maniewicz S, Genton L : (2023) The Impact of Xerostomia on Food Choices-A Review with Clinical Recommendations. J Clin Med 12(14):4592. doi: 10.3390/jcm12144592.
94. Pauk Y. Takahashi, Mayo Clinic : Appetite, taste and smell can also be reduced by aging. https://www.mayoclinic.org/healthy-lifestyle/healthy-aging/expert-answers/loss-of-taste-and-smell/faq-20058455
95. Boyce JM, Shone GR : (2006) Effects of ageing on smell and taste. Postgrad Med J 82(966):239-41. doi: 10.1136/pgmj.2005.039453.
96. National Institute on Agin, NIH : How Smell and Taste Change as You Age. https://www.nia.nih.gov/health/teeth-and-mouth/how-smell-and-taste-change-you-age
97. Schiffman S, Graham B : (2000) Taste and smell perception affect appetite and immunity in the elderly. Eur J Clin Nutr 54(Suppl 3):S54–S63. doi.org/10.1038/sj.ejcn.1601026
98. Institue on Aging : Loss of Taste and Smell in Old Age Can Be Isolating, but Caregivers Can Help Reawaken to Life's Flavor. https://www.ioaging.org/aging/loss-taste-smell-old-age-can-isolating-caregivers-can-help-reawaken-lifes-flavor/
99. Fluitman KS, Hesp AC, Kaihatu RF, Nieuwdorp M, Keijser BJF, IJzerman RG, Visser M : (2021) Poor Taste and Smell Are Associated with Poor Appetite, Macronutrient Intake, and Dietary Quality but Not with Undernutrition in Older Adults. J Nutr 151(3):605-614. doi.org/10.1093/jn/nxaa400.
100. University Hospitals : How Touch, Taste & Smell Change with Age. https://www.uhhospitals.org/blog/articles/2023/05/how-touch-taste-and-smell-change-with-age May 30, 2023.
101. Memorial Health System : Loss of taste and smell: Natural with aging? https://www.mhsystem.org/health-library/faq-20058455/ November 15, 2023.
102. Janice Hermann, Oklahoma State University(OSU) Extension : Nutrition for Older Adults: Taste, Smell and Nutrition. Id:T-3188. https://extension.okstate.edu/fact-sheets/nutrition-for-older-adults-taste-smell-and-nutrition.html Apr. 2017.
103. Aging Simulationb Lab, Western Health Science : Taste & Smell. https://www.uwo.ca/fhs/agingsim/senses/taste_smell.html
104. WebMD Editorial Contributors : What to Know About Dehydration in Older Adults. https://www.webmd.com/healthy-aging/what-to-know-about-dehydration-in-older-adults
105. Cleveland Clinic : Drink Up: The Connection Between Age and Dehydration. May 30, 2023. https://health.clevelandclinic.org/drink-up-dehydration-is-an-often-overlooked-health-risk-for-seniors
106. Jill Seladi-Schulman, Healthline : The Causes and Symptoms of Dehydration in Older Adults. https://www.healthline.com/health/symptoms-of-dehydration-in-elderly, Medically reviewed by Shilpa Amin
107. Li S, Xiao X, Zhang X : (2023) Hydration Status in Older Adults: Current Knowledge and Future Challenges. Nutrients 15(11):2609. doi: 10.3390/nu15112609.
108. Aria Bendix, NBC News : Poor hydration may be linked to early aging and chronic disease, a 25-year study finds. Jan 2, 2023. https://www.nbcnews.com/health/health-news/poor-hydration-linked-early-aging-chronic-disease-study-rcna63741

109. Ernest Mandel, Hebrew Senior Life, Havard Medical School Affiliate : Dehydration in Seniors: Why It's Different and What You Need to Know. September 5, 2023. https://www.hebrewseniorlife.org/blog/dehydration-seniors-why-its-different-and-what-you-need-know
110. Neysa Perez Crespo, Orlando Health : Why Staying Hydrated Is Even More Important as You Age https://www.orlandohealth.com/content-hub/why-staying-hydrated-is-even-more-important-as-you-age
111. Taylor K, Jones EB : Adult Dehydration. https://www.ncbi.nlm.nih.gov/books/NBK555956/ Last Update October 3. 2022.
112. Estia Health : Dehydration in the elderly: Symptoms and Causes. https://www.estiahealth.com.au/blogs/general/dehydration-in-the-elderly-symptoms-and-causes/, 24 May 2023
113. Schols JMGA, De Groot CPGM, Van Der Cammen TJM, Olde Rikkert MGM : (2009) Preventing and treating dehydration in the elderly during periods of illness and warm weather. J Nutr, health and aging 13(2):150-157. doi.org/10.1007/s12603-009-0023-z.
114. Bortoluzzi MC, Traebert J, Lasta R, Da Rosa TN, Capella DL, Presta AA : (2012) Tooth loss, chewing ability and quality of life. Contemp Clin Dent 3(4):393-7. doi: 10.4103/0976-237X.107424.
115. South Field Mid Dental : The Negative Effects of Tooth Loss. https://southfieldmidental.com/blog/191922-the-negative-effects-of-tooth-loss Apr. 24, 2020.
116. Hsu K-J, Yen Y-Y, Lan S-J, Wu Y-M, Chen C-M, Lee H-E : (2011) Relationship between remaining teeth and self-rated chewing ability among population aged 45 years or older in Kaohsiung City, Taiwan. Kaohsiung J Med Sci 27(10):457-465. doi.org/10.1016/j.kjms.2011.06.006
117. Dr. Travis Wilson Family Dentistry : Missing Teeth: Don't Let Them Affect Your Ability to Eat. https://www.traviswilsondmd.com/missing-teeth-dont-let-them-affect-your-ability-to-eat/ September 21. 2017.
118. Pinnacle Center Dental Implants & Periodontics : THE PHYSICAL & PSYCHOLOGICAL EFFECTS OF TOOTH LOSS. https://www.pittsburghdentalimplants.com/effects-of-tooth-loss/
119. Lee Dentistry : Regular care is important for dentures and implants as well as natural teeth. https://www.leedentistryoxford.com/blog/denture-care-for-dental-health-cip151/
120. Personal Dental Office(PDC) : What is the importance of dental care to treat implants? https://www.personaldentaloffice.com/dental-implants/what-is-the-importance-of-dental-care-to-treat-implants/
121. Dr. Michael's Dental Clinic : Does Tooth Decay in Baby Teeth Affect Permanent Teeth? https://www.drmichaels.com/blog/does-tooth-decay-in-baby-teeth-affect-permanent-teeth
122. Steve Whittemore, Pediatric Dentistry of Central Iowa : How the Decay of Baby Teeth Affects Adult Teeth. https://dentistryforkids.info/blog/2022/04/how-the-decay-of-baby-teeth-affects-adult-teeth/ April 25, 2022.
123. Kayla Toh : Can tooth decay in baby teeth affect permanent teeth? https://andental.sg/dr-kayla-toh-can-tooth-decay-in-baby-teeth-affect-permanent-teeth/ 09. 23, 2021.
124. Kamali E, Telym S, Jupiter Kids Dentistry : Can Baby Teeth Issues Impact Permanent Teeth Coming In? https://www.jupiterkidsdentistry.com/baby-teeth-issues-and-permanent-teeth/
125. Consumer Guide to Dentistry : A Developing Smile: The Permanent Impact of Baby Teeth. https://www.yourdentistryguide.com/news/baby-teeth-permanent-teeth/ Last modified on January 21,

2019.
126. American Academy of Pediatric Dentistry. Management of the developing dentition and occlusion in pediatric dentistry. The Reference Manual of Pediatric Dentistry. Chicago, Ill.: American Academy of Pediatric Dentistry; 2023:466-483. https://www.aapd.org/globalassets/media/policies_guidelines/bp_developdentition.pdf
127. 헬스조선 편집팀 : 젖니는 좀 썩어도 괜찮다? 치아 관리 오해와 진실. https://v.daum.net/v/20171220110320053 12. 20, 2017.
128. Ryan Waring : Gum Disease & Dental Implants: What You Need to Know. https://damonteranchdentalcare.com/gum-disease-and-dental-implants-connection/ Jul 6, 2020.
129. Diego Eduardo Heredia Viveros, Hospital Excel : How Gum Disease Affects the Dental Implants Process. https://hospitalexcel.com/gum-disease-affects-dental-implants-process/
130. AV Periodontics : Can Dental Implants Cause Gum Disease? https://www.avperio.com/can-dental-implants-cause-gum-disease/ January 12, 2021.
131. Mish Sachdev, Gentle Dental Care : Can You Have Dental Implants With Gum Disease? https://www.gentledentalcaregroup.co.uk/blog/can-you-have-dental-implants-with-gum-disease, May 4, 2021.
132. Karrinyup Dental Center : The Surprising Link Between Dental Implants And Gum Disease: Unveiling The Connection. https://karrinyupdental.com.au/the-surprising-link-between-dental-implants-and-gum-disease-unveiling-the-connection/
133. Alex Bell, Medical News Today : What problems can occur after dental implant surgery? https://www.medicalnewstoday.com/articles/dental-implants-problems, Medically reviewed by Jennifer Archibald. Updated on May 25, 2023.
134. Dentistry on Solent : Dental Implants and Gum Disease – How Are They Interconnected? https://www.dentistryonsolent.com.au/dental-implants-and-gum-disease/
135. San Diego Center for Oral & Maxillofacial Surgery : Gum Disease and Dental Implants: Everything to Know. https://www.sdoms.net/gum-disease-and-dental-implants-everything-to-know
136. Bruce Kanehl : Can Dental Implants Cause Gum Disease? https://www.kanehldental.com/blog/can-dental-implants-cause-gum-disease, Jan 19, 2022.
137. Yamen Akhras, Premier Dental & Implant Center : What Dental Implant Patients Should Know About Gum Disease. https://www.myorlandparkdentist.com/blog/2024/06/21/what-dental-implant-patients-should-216119, June 21, 2024.
138. Louisiana Oral & Implant Surgery : Medication-Related Osteonecrosis of the Jaws (MRONJ) https://www.louisianaois.com/medication-related-osteonecrosis-mr
139. Kim JW, Kwak MK, Han JJ, Lee ST, Kim HY, Kim SH, Jung J, Lee JK, Lee YK, Kwon YD, Kim DY : (2021) Medication Related Osteonecrosis of the Jaw: 2021 Position Statement of the Korean Society for Bone and Mineral Research and the Korean Association of Oral and Maxillofacial Surgeons. J Bone Metab 28(4):279-296. doi: 10.11005/jbm.2021.28.4.279.
140. American Dental Association(ADA) : Osteoporosis Medications and Medication-Related Osteonecrosis of the Jaw. https://www.ada.org/resources/ada-library/oral-health-topics/osteoporosis-medications

141. Rasaratnam L, Kelleher M, Taylo S : (2018) Medication-related osteonecrosis of the jaw (MRONJ): realities, risks and responsibilities. Dental Update 45(2):707-709. https://www.dental-update.co.uk/content/oral-surgery/medication-related-osteonecrosis-of-the-jaw-mronj-realities-risks-and-responsibilities/
142. Royal Osteoporosis Society : Osteonecrosis of the jaw (ONJ) and drug treatments for osteoporosis. https://theros.org.uk/information-and-support/osteoporosis/treatment/health-risks/osteonecrosis-of-the-jaw/
143. Drudge-Coates L, Van den Wyngaert T, Schiødt M, van Muilekom HAM, Demonty G, Otto S : (2020) Preventing, identifying, and managing medication-related osteonecrosis of the jaw: a practical guide for nurses and other allied healthcare professionals. Support Care Cancer 28(9):4019-4029. doi: 10.1007/s00520-020-05440-x.
144. Chen C, Liao D-M : (2023) Medication-related osteonecrosis of the jaw-A case report and literature review. Arch Community Med Public Health 9(1): 016-021. DOI: 10.17352/2455-5479.000196
145. Athens Oral Surgery Center(AOSC) : What Is MRONJ? (And Other FAQs) https://www.oralsurgeryathens.com/what-is-mronj-and-other-faqs/?post_type=blog_post
146. Kim KM, Rhee Y, Kwon Y-D, Kwon T-G, Lee JK, Kim D-Y : (2015) Medication Related Osteonecrosis of the Jaw: Position Statement of the Korean Society for Bone and Mineral Research and the Korean Association of Oral and Maxillofacial Surgeons. J Bone Metabo 22(4):1090318. doi.org/10.11005/jbm.2015.22.4.151
147. 오승목 행복한 정형외과의사 : 골다공증 부작용.
https://blog.naver.com/happyjointosm/223347979451
148. Hayes KN, Winter EM, Cadarette SM, Burden AM : (2021) Duration of Bisphosphonate Drug Holidays in Osteoporosis Patients: A Narrative Review of the Evidence and Considerations for Decision-Making. J Clin Med 10(5):1140. doi: 10.3390/jcm10051140.
149. Diab DL, Watts NB : (2013) Bisphosphonate drug holiday: who, when and how long. Ther Adv Musculoskelet Dis 5(3):107-11. doi: 10.1177/1759720X13477714.
150. Presscqipp : Bulletin 110. Bisphosphonate treatment break. https://www.prescqipp.info/umbraco/surface/authorisedmediasurface/index?url=%2fmedia%2f1520%2fb110-bisphosphonate-treatment-break-22.pdf, December 2015.
151. NHS, DERBYSHIRE JOINT AREA PRESCRIBING COMMITTEE (JAPC) : Bisphosphonate length of treatment in osteoporosis : Guidance on treatment break. https://www.derbyshiremedicinesmanagement.nhs.uk/assets/Clinical_Guidelines/Formulary_by_BNF_chapter_prescribing_guidelines/BNF_chapter_6/Bisphosphonate_length_of_treatment_in_osteoporosis.pdf, last updated 2021.
152. Lee SH, Gong HS, Kim T-H, Park SY, Shin J-H, Cho SW, Byun D-W : (2015) Position Statement: Drug Holiday in Osteoporosis Treatment with Bisphosphonates in South Korea. J Bone Metab 22(4):167-174. doi.org/10.11005/jbm.2015.22.4.167
153. Versus Arthritis : Bisphosphonates. https://versusarthritis.org/about-arthritis/treatments/drugs/bisphosphonates/
154. Lam HC, Thomas CM, Shaver JM, Kaiser Permanente Medical Group : (2018) Duration of

Bisphosphonate Therapy. Am Family Physician(97(7):466A-466B. https://www.aafp.org/pubs/afp/issues/2018/0401/od1.pdf
155. NHS, Greater Glasgow and Clyde : Clinical Guideline. Oral Bisphosphonates, Longer Term Treatment for Osteoporosis. BISPHOSPHONATE TREATMENT: GUIDANCE FOR REVIEW OF PATIENTS TREATED WITH LONGER-TERM ORAL BISPHOSPHONATES FOR OSTEOPOROSIS. Date Approved August 20, 2018, Date of Next Review November 27, 2021. Vesion No. 3, Lead Author : Stephan Gallacher, Approval Group : Medicines Utilisation Subcommittee of ADTC.
156. Best Practice Advocacy Centre(BPAC) New Zealan : (2019 Bisphosphonates : addressing the duration conundrum. https://bpac.org.nz/2019/bisphosphonates.aspx
157. McClung MR : (2015) Bisphosphonate therapy: how long is long enough?. Osteoporos Int 26:1455–1457. doi.org/10.1007/s00198-014-3019-4
158. 이순용 기자, 이데일리 : 여성 호르몬 변화에 따라 구강질환 유발... 호르몬 변화에 주목해야. https://m.edaily.co.kr/news/read?newsId=01085686622689000&mediaCodeNo=257
159. 온라인뉴스팀, Next Daily : 여성 생애 주기별 구강 건강...'호르몬 변화'에 주목. https://www.nextdaily.co.kr/news/articleView.html?idxno=82358, 11. 18, 2019
160. 김지원, 뉴스메디칼월드 : 여성, 평생 건강한 치아 갖고 싶다면 구강건강 3대 고비를 넘어라…'호르몬 변화' 핵심. 사춘기, 임신기, 갱년기. https://medicalworldnews.co.kr/m/view.php?idx=1510933166
161. 건강보험심사평가원 급여정보분석실 급여 정보운영부 : 심사평가원, '치과 외래 진료현황분석; 발표. https://www.hira.or.kr/bbsDummy.do?pgmid=HIRAA020041000100&brdScnBltNo=4&brdBltNo=10925&pageIndex=1&pageIndex2=1
162. Boyapati R, Cherukuri SA, Bodduru R, Kiranmaye A : (2021) Influence of Female Sex Hormones in Different Stages of Women on Periodontium. J Midlife Health 12(4):263-266. doi: 10.4103/jmh.jmh_142_21.
163. Jafri Z, Bhardwaj A, Sawai M, Sultan N : (2015) Influence of female sex hormones on periodontium: A case series. J Nat Sci Biol Med 6(Suppl 1):S146-9. doi: 10.4103/0976-9668.166124.
164. Markou E, Eleana B, Lazaros T, Antonios K : (2009) The Influence of Sex Steroid Hormones on Gingiva of Women. Open Dentistry J 3:114-119. doi: 10.2174/1874210600903010114
165. Werinberg MA, Maloney WJ : (2007) Periodontal Changes in Females. US Pharm 32(9):54-56. https://www.uspharmacist.com/article/periodontal-changes-in-females
166. American Academy of Periodontology : Gum Disease and Woman. https://www.perio.org/for-patients/gum-disease-information/gum-disease-and-women/
167. Boyapati R, Cherukuri SA, Bodduru R, Kiranmaye A : (2021) Influence of Female Sex Hormones in Different Stages of Women on Periodontium. J Midlife Health 12(4):263-266. doi: 10.4103/jmh.jmh_142_21.
168. SlideShare : (2020) Hormonal changes in female patients and periodontal diseases. https://www.slideshare.net/slideshow/hormonal-changes-in-female-patients-and-periodontal-diseases/239472255
169. Cleveland Clinic : What Do Your Hormones Have To Do With Your Oral Health? https://health.

clevelandclinic.org/hormones-and-oral-health March 7, 2024.
170. Bhardwaj A, Bhardwaj SV : (2012) REVIEW ARTICLE Effect of Androgens, Estrogens and Progesteroneon Periodontal Tissues. J Orofac Res 2012;2(3):165-170. https://core.ac.uk/download/pdf/267953461.pdf
171. WebMD Editorial Contributors : Hormones and Oral Health. https://www.webmd.com/oral-health/hormones-oral-health, October 31. 2021. Medically Reviewed by Evan Frisbee
172. Srinivas SK, Parry S : (2012) Periodontal disease and pregnancy outcomes: time to move on? J Womens Health (Larchmt) 21(2):121-5. doi: 10.1089/jwh.2011.3023.
173. Onigbinde O, Sorunke M, Braimoh M, Adeniyi A : (2014) Periodontal Status and Some Variables among Pregnant Women in a Nigeria Tertiary Institution. Ann Med Health Sci Res 4(6):852-7. doi: 10.4103/2141-9248.144876.
174. Acta Obstetricia et Gynecologica Scandinavica editorial : Periodontal health and pregnancy outcomes: Time to deliver. Acta Obstet Gynecol Scand102:648–651. DOI: 10.1111/aogs.14548
175. Liu Z, Li Z, Wang L, Gu Z, Ma L. Bibliometric Analysis of the Knowledge Landscape of Periodontal Disease in Pregnancy: A Noteworthy Multidisciplinary Issue. J Multidiscip Healthc 2023;16:3941-3957, doi.org/10.2147/JMDH.S437127
176. Steven W. Seibert and Associates : Healthy Gums Throughout Pregnancy and Birth. https://www.gumdoc.net/periodontal-disease/mouth-body-connections/healthy-gums-throughout-pregnancy-and-birth/
177. Chen P, Hong F, Yu X : (2022) Prevalence of periodontal disease in pregnancy: A systematic review and meta-analysis. J Dentistry 125(5):104253. doi : 10.1016/j.jdent.2022.104253
178. Oral-B : Pregnancy Gingivitis: Symptoms & Treatments During Pregnancy. https://www.oralb.ca/en-ca/oral-health/conditions/gums/pregnancy-gingivitis-symptoms-treatments
179. Thomas C, Timofeeva I, Bouchoucha E, Canceill T, Champion C, Groussolles M, Arnaud C, Vayssière C, Nabet C, Laurencin-Dalicieux S : (2023) Oral and periodontal assessment at the first trimester of pregnancy: The PERISCOPE longitudinal study. Acta Obstetrica et Gynecologica Scandinavica 102(6):669-680. doi.org/10.1111/aogs.14529
180. Sanchez AM : (2022) An Assessment of Pr An Assessment of Pregnant Women's Value and Utilization of Or alue and Utilization of Oral Health Care During Pregnancy. University of New Mexico Dental Hyginer ETDs Electronic Theses and Dissertations. https://digitalrepository.unm.edu/dehy_etds/40
181. Saini R, Saini S, Saini SR : (2010) Periodontitis: A risk for delivery of premature labor and low-birth-weight infants. J Nat Sci Biol Med 1(1):40-2. doi: 10.4103/0976-9668.71672.
182. Nannan M, Xiaoping L, Ying J : (2022) Periodontal disease in pregnancy and adverse pregnancy outcomes: Progress in related mechanisms and management strategies. Front Med (Lausanne) 9:963956. doi: 10.3389/fmed.2022.963956.
183. Butera A, Maiorani C, Morandini A, Trombini J, Simonini M, Ogliari C, Scribante A : (2023) Periodontitis in Pregnant Women: A Possible Link to Adverse Pregnancy Outcomes. Healthcare 11(10):1372. doi.org/10.3390/healthcare11101372
184. Bobetsis YA, Ide M, Gürsoy M, Madianos PN : (2023) Periodontal diseases and adverse pregnancy

outcomes. Present and future. Periodontology 2000 83(1):154-174. doi.org/10.1111/prd.12486
185. Tsikouras P, Oikonomou E, Nikolettos K, Andreou S, Kyriakou D, Damaskos C, Garmpis N, Monastiridou V, Nalmpanti T, Bothou A, Iatrakis G, Nikolettos N : The Impact of Periodontal Disease on Preterm Birth and Preeclampsia. Journal of Personalized Medicine. 2024; 14(4):345. doi.org/10.3390/jpm14040345
186. Winckler K, Bukkehave KH, Tarnow L, Iversen PB, Damgaard C, Ditlev SB, Kofoed-Enevoldsen A, Fischer HM, Dueholm SCH, Lauenborg J, Trier C, Heitmann BL : (2024) The prevention of adverse pregnancy outcomes by periodontal treatment during pregnancy (PROBE) intervention study—A controlled intervention study: Protocol paper. PLoS ONE 19(5):e0302010. doi.org/10.1371/journal.pone.0302010
187. Michalowicz BS, Hodges JS, DiAngelis AJ, Lupo VR, Novak MJ, Ferguson JE, Buchanan W, Bofill J, Papapanou PN, Mitchell DA, Matseoane S, Tschida PA; OPT Study : (2006) Treatment of periodontal disease and the risk of preterm birth. N Engl J Med 355(18):1885-94. doi: 10.1056/NEJMoa062249.
188. Boggess KA, Beck JD, Murtha AP, Moss K, Offenbacher S : Maternal periodontal disease in early pregnancy and risk for a small-for-gestational-age infant, Am J Obstetrics Gynecology, 194(5):1316-1322. doi.org/10.1016/j.ajog.2005.11.059.
189. Kawar N, Alrayyes Sm : (2011) Periodontitis in Pregnancy: The Risk of Preterm Labor and Low Birth Weight. Disease-a-Month 57(4):192-202, DOI:10.1016/j.disamonth.2011.03.005
190. Gil-Montoya JA, Rivero-Blanco T, Leon-Rios X, Exposito-Ruiz M, Pérez-Castillo I, Aguilar-Cordero MJ : (2023) Oral and general health conditions involved in periodontal status during pregnancy: a prospective cohort study. Arch Gynecol Obstet 308:1765–1773. doi.org/10.1007/s00404-022-06843-3
191. 연합뉴스 : 우리나라 노인 비율 2050년에 세계 2위…1위는 일본. https://www.yna.co.kr/view/AKR20160330008200072 Mar 30, 2016.
192. Korea Institute for Advancement of Technology : Japan's Aging Status and Countermeasures for the Aged Society, Aged-Friendly Industries Report. Aging-Friendly Industry Report 2017. https://www.khidi.or.kr/board/view?linkId=214226&menuId=MENU00314
193. Bélanger e, Pérez-Zepeda MU, Castrejón-Pérez RC, Ahmed T, Moullec G, Phillips SP, et al. : (2018) Domains and determinants of a person-centered index of aging well in Canada: a mixed-methods study", Can J Public Health 109(5-6):855-865. http://dx.doi.org/10.17269/s41997-018-0114-x
194. 이영수, 통계청 : 2018년 고령자 통계. https://kostat.go.kr/board.es?mid=a10301060100&bid=10820&tag=&act=view&list_no=370779&ref_bid=218,219,220,10820,11815,11895,11816,208
195. KDI 경제정보센터 : 2018 고령자 통계. https://eiec.kdi.re.kr/policy/materialView.do?num=180865
196. 정은주(Jung E-J) : Oral health status of the young-old and the old-old elderly in the vulnerable groups : data from the 7th (2016-2018) Korea National Health and Nutrition Examination Survey. J Korean Society of Dental Hygine 30(6):831-841. https://www.jksdh.or.kr/article/?num=N0220200606
197. 경희대학교병원 : 당뇨병 환자는 치주질환 치료 금지? 미루지 말고 바로 관리하세요! https://m.

blog.naver.com/khmcpr/223174833699 8. 4, 2023.

198. 장상아(Chang S-A) : (2023) 당뇨병과 치주질환(Diabetes and Periodontal Disease). J Korean Diabetes 24:1-24. https://www.e-jkd.org/upload/pdf/jkd-2023-24-1-24.pdf doi.org/10.4093/jkd.2023.24.1.24
199. 정종혁 : 당뇨병과 치주질환. Section 3 특집: 당뇨병과 흡연. J Korean Clinical Diabetes pp.82-87. https://www.e-jkd.org/upload/pdf/jkd-10-2-82.pdf
200. 이정림 : 당뇨병 환자의 구강 건강관리. J Korean Diabetes 15:30-34. http://dx.doi.org/10.4093/jkd.2014.15.1.30
201. KBS 뉴스 : "당뇨환자 '치아 합병증' 간과해선 안 돼" https://news.kbs.co.kr/news/pc/view/view.do?ncd=1250894 11. 13, 2006.
202. 정정옥, 이경희, 윤혜정 : (2011) 한국 성인의 당뇨병과 치주질환의 관련성. Journal of Dental Hygiene Science 11(3):221~228. file:///C:/Users/user/Downloads/jdhs011-03-10.pdf
203. Cosco TD, Prina AM, Perales J, Stephan BCM, Brayne C : (2013) Lay perspectives of successful ageing: a systematic review and meta-ethnography. BMJ Open 3(6):e002710. http://dx.doi.org/10.1136/bmjopen-2013-0027
204. Baek SY, Hong SH : (2020) Factors of Health Behavior in Old Age : Application of the Anderson Behavior Model. KOrean Society of gerontological Social Welfare((KJGSW) 75(3):31-62. http://dx.doi.org/10.21194/kjgsw.75.3.202009.31
205. Strawbridge WJ, Wallhagen MI, Cohen RD : (2002) Successful aging and well-being Gerontologist 42(6):727-33. http://dx.doi.org/10.1093/geront/42.6.727.
206. Kandelman D, Petersen PE, Ueda H : (2008) Oral health, general health, and quality of life in older people. Spec Care Dentist 28(6):224-36. http://dx.doi.org/10.1111/j.1754-4505.2008.00045.x
207. Gil-Montoya JA, de Mello ALF, Barrios R, Gonzalez-Moles MA, Bravo M : (2015) Oral health in the elderly patient and its impact on general well-being: a nonsystematic review. Clin Interv Aging 10:461–467. http://dx.doi.org/10.2147/CIA.S54630
208. Bassim CW : (2018) Oral Health in Healthy Aging. J Am Geriatr Soc 66(3):439-440. http://dx.doi.org/10.1111/jgs.15253.
209. Friis K, Lasgaard M, Rowlands G, Osborne RH, Maindal HT : (2016) Health Literacy Mediates the Relationship Between Educational Attainment and Health Behavior: A Danish Population-Based Study. J Health Commun 21(sup2):54-60. http://dx.doi.org/10.1080/10810730.2016.1201175.
210. Rejeski WJ, Fanning J : (2019) Models and theories of health behavior and clinical interventions in aging: a contemporary, integrative approach. Clin Interv Aging14:1007-1019. http://dx.doi.org/10.2147/CIA.S206974.
211. Ghaffari M, Rakhshanderou S, Ramezankhani A, Noroozi M, Armoo B : (2018) Oral Health Education and Promotion Programmes: Meta-Analysis of 17-Year Intervention. Int J Dent Hyg 16(1):59-67. http://dx.doi.org/10.1111/idh.12304.
212. Chapman A, Copestake SJ, Duncan K : (2006) An oral health education programme based on the National Curriculum. Int J Paediatr Dent 16(1.):40-4. http://dx.doi.org/10.1111/j.1365-263X.2006.00677.x
213. Cho YS , Hwang YJ, Bae HS, Kim SY : (2009) Effect of Oral Health Education Practice and

Self-efficacy of teacher on Oral Health Attitude. J Dent Hyg Sci 9(1)99-108. http://dx.doi.org/G704-002151.2009.9.1.018

214. Bae SJ, Kim YH, Jeong HJ, Yoen JW, Yun NN, Lee MK, Kim HJ, Lee JW : (2017) A study on oral health knowledge and the need for oral health education among industrial workers.(김설희, 김두리, 안상윤, 황혜정, 김광헌 : 일부 근로자들의 구강보건 인식 및 구강보건교육 필요도 조사) J Korean Acad Oral Health 41(2):90-95. https://synapse.koreamed.org/upload/synapsedata/pdfdata/0197jkaoh/jkaoh-41-90.pdf

215. Shin HE, Jo MJ, Park EJ, Choi YH, Song KB : (2019) Association between the management of oral health and experience of oral health education and an investigation of influential factors of the PHP index in university students. J Korean Acad Oral Health 43(1):21-25. DOI:http://dx.doi.org/10.11149/jkaoh.2019.43.1.21

216. 우경지, 김혜진, 김윤정, 오경원 : 국민건강영양조사 구강검사 현황 및 구강질환 유병률. 주간 건강과 질병 11(22):742-749. file:///C:/Users/user/Downloads/Oral+health+examination+of+the+Korea+National+Health+and+Nutrition+Examination+Survey+and+prevalence+of+oral+disease.pdf

217. Ship JA, Pillemer SR, Baum BJ : (2002) Xerostomia and the geriatric patient. J Am Geriatr Soc 50(3):535-543. doi: 10.1046/j.1532-5415.2002.50123.x.

218. Shetty SR, Bhowmick S, Castelino R, Babu S : (2012) Drug induced xerostomia in elderly individuals: An institutional study. Contemp Clin Dent 3(2):173-5. doi: 10.4103/0976-237X.96821.

219. Butt GM : Drug-induced xerostomia. J Canadian Dental Association 57(5):3912-393. https://europepmc.org/article/med/2049676

220. Vinmec Healthcare System : Symptoms of dry mouth in radiation therapy for head and neck cancer. https://www.vinmec.com/en/oncology-radiotherapy/health-news/symptoms-of-dry-mouth-in-radiation-therapy-for-head-and-neck-cancer/

221. Nascimento ML, Farias AB, Carvalho AT, Albuquerque RF, Ribeiro LN, Leao JC, Silva IH : (2019) Impact of xerostomia on the quality of life of patients submitted to head and neck radiotherapy. Med Oral Patol Oral Cir Bucal 24(6):e770-e775. doi: 10.4317/medoral.23131.

222. Snider JW, Paine CC : (2020) Sticky stuff: xerostomia in patients undergoing head and neck radiotherapy—prevalence, prevention, and palliative care. Ann Palliative Med 9(3):1340-1350. doi: 10.21037/apm.2020.02.36

223. Wijers OB, Levendag PC, Braaksma MMJ, Boonzaaijer M, Visch LL, Schmitz PIM : (2002) Patients with head and neck cancer cured by radiation therapy. A survey of the dry mouth syndrome in long-term survivors. Head Neck24(8):737-747. DOI:10.1002/hed.10129

224. Nathan C-AO, Asarkar AA, Entezami P, Corry J, Poorten SP, Makitie A, Eisbruch A, Robbins KT, Smee R, St. John M, Chiesa-Estomba C, Winter SC, Beitler JJ, Ferlito A : (2023) Current management of xerostomia in head and neck cancer patients. Am J Otolaryngol 44(4):103867. doi.org/10.1016/j.amjoto.2023.103867.

225. American Cancer Society : Mouth Dryness or Thick Saliva. https://www.cancer.org/cancer/managing-cancer/side-effects/eating-problems/dry-mouth.html

226. Winter C, Keimel R, Gugatschka M, Kolb D, Leitinger G, Roblegg E : (2021) Investigation of

Changes in Saliva in Radiotherapy-Induced Head Neck Cancer Patients. Int J Environ Res Public Health 18(4):1629. doi: 10.3390/ijerph18041629.

227. Macmillan Cancer Support : Dry mouth and changes in saliva after head and neck cancer treatment. https://www.macmillan.org.uk/cancer-information-and-support/impacts-of-cancer/dry-mouth-and-changes-in-saliva-after-head-and-neck-cancer-treatment
228. Kamal M, Rosenthal DI, Volpe S, Goepfert RP, Garden AS, Hutcheson KA, Eraj S, Dursteler A, Williams B, Smith J, Aymard J, Berends J, White A, O'Donnell B, Frank SJ, Morrison WH, Cardoso R, Chambers MS, Sturgis EM, Mendoza TR, Cardenas CE, Skinner HD, Phan J, Mohamed AS, Fuller CD, Gunn GB : (2018) Patient-Reported Dry Mouth after Radiation Therapy for Head and Neck Cancer: Dosimetric Analysis of Long-Term Outcomes. Radiation Oncology 102(3):e748 .DOI:https://doi.org/10.1016/j.ijrobp.2018.07.1996
229. Anurag Singh, Rosewell Park Comprehensive Cancer Center : Head and Neck Cancer Patients: New Relief for Chronic Dry Mouth. https://www.roswellpark.org/cancertalk/202004/head-neck-cancer-patients-new-relief-chronic-dry-mouth
230. Iovoli AJ, Ostrowski A, Rivers CI, Hermann GM, Groman A, Miller A, Singh AK : (2020) Two- Versus Four-Times Weekly Acupuncture-Like Transcutaneous Electrical Nerve Stimulation for Treatment of Radiation-Induced Xerostomia: A Pilot Study. J Alternative Complementary Med 26(4):323-328. https://doi.org/10.1089/acm.2019.013
231. Al-Hashimi I : (2005) Xerostomia secondary to Sjögren's syndrome in the elderly: recognition and management. Drugs Aging 22(11):887-99. doi: 10.2165/00002512-200522110-00001.
232. National Institute of Arthritis and Musculoskeletal and Skin Disease(NIH) : Sjögren's Disease. https://www.niams.nih.gov/health-topics/sjogrens-disease
233. van der Reijdena WA, Vissinkb A, Veermana ECI, Amerongena AVN : (1999) Treatment of oral dryness related complaints (xerostomia) in Sjögren's syndrome. Ann Rheumatic Diseases 58:465-474. https://ard.bmj.com/content/58/8/465.citation-tools
234. Ranatunga SK, Diamond HS, Medscape : Sjogren Syndrome. https://emedicine.medscape.com/article/332125-overview?form=fpf Mar 24, 2023.
235. Kassan SS, Moutsopoul HM : (2004) Clinical Manifestations and Early Diagnosis of Sjögren Syndrome. Arch Intern Med 164(12):1275-1284. doi:10.1001/archinte.164.12.1275
236. MedlinePlus : Sjogren's Syndrome. https://medlineplus.gov/sjogrenssyndrome.html
237. Johns Hopkins Sjögren's Center : Management of Dry Mouth. https://www.hopkinssjogrens.org/disease-information/treatment/management-of-dry-mouth/
238. Dézsi AJ, Erdei C, Demeter T, Kovács A, Nagy G, Mensch K, Németh O, Hermann P, Tóth G, Füst Á, Kiss EV, Kőhidai L, Zalatnai A, Márton K : (2022) Prevalence of Sjögren's syndrome in patients with dry mouth in the region of Central Hungary. Oral Diseases 29(7):2756-2764. doi.org/10.1111/odi.14264
239. Bhuptani D, Kumar S, Vats M, Sagav R : (2018) Age and gender related changes of salivary total protein levels for forensic application. J Forensic Odontostomatol 36(1):26-33. https://www.ncbi.nlm.nih.gov/pmc/articles/PMC6195944/
240. Sevón L, Laine MA, Karjalainen S, Doroguinskaia A, Helenius H, Kiss E, Lehtonen-Veromaa M

: (2008) Effect of age on flow-rate, protein and electrolyte composition of stimulated whole saliva in healthy, non-smoking women. Open Dent J 2:89-92. doi: 10.2174/1874210600802010089.

241. Sevón L, Laine MA, Karjalainen S, Doroguinskaia A, Helenius H, Kiss E, Lehtonen-Veromaa M : (2008) Effect of Age on Flow-Rate, Protein and Electrolyte Composition of Stimulated Whole Saliva in Healthy, Non-Smoking Women. Open Dentistry J 2(1):89=92. DOI: 10.2174/1874210600802010089
242. Ahmadian M, Maleki Kambakhsh S, Einollahi N, Babazadeh S, Tofangchiha M, D'Amato G, Patini R : (2023) Salivary Protein and Electrolyte Profiles during Primary Teeth Eruption: A Cross-Sectional Study. Diagnostics 13(7):1335. doi.org/10.3390/diagnostics13071335
243. Gutman D, Ben-Aryeh H : (1974) The influence of age on salivary content and rate of flow. International J Oral Surgery 3(5):314-317. doi.org/10.1016/S0300-9785(74)80069-4.
244. Yeh CK, Jhonson DA, Dodds MWJ : (1998) Impact of aging on human salivary gland function: A community-based study. Aging Clin Exp Res 10:421–428. doi.org/10.1007/BF03339889
245. Lasisi TJ, Shittu ST, Oguntokun MM, Tiamiyu NA : (2014) AGING AFFECTS MORPHOLOGY BUT NOT STIMULATED SECRETION OF SALIVA IN RATS. Ann Ibd Pg Med 12(2):109-114. file:///C:/Users/user/Downloads/ajol-file-journals_302_articles_116359_submission_proof_116359-3601-323269-1-10-20150429.pdf
246. Pushpass R-AG, Daly B, Kelly C, Proctor G, Carpenter GH : (2019) Altered Salivary Flow, Protein Composition, and Rheology Following Taste and TRP Stimulation in Older Adults. Front Physiol Sec. Integrative Physiology 10:652, doi.org/10.3389/fphys.2019.00652
247. Jang JH, Baik SH, Kim AJ, Jung SH, Kim OS, Kim SH : The effect of xerostomia on perceived oral health among elderly people wearing dentures(장종화, 백성희, 김애정, 정세환, 김옥수, 김숙향 : 의치장착 노인의 구강건조증이 주관적 구강건강인지도에 미치는 영향). J Korean Acad Dent Health 2006;30:438-46. https://academic.naver.com/article.naver?doc_id=31526868
248. Shay K, Ship JA : (1995) The importance of oral health in the older patient. J Am Geriatr Soc 43(12):1414-22. doi: 10.1111/j.1532-5415.1995.tb06624.x.
249. Park JE, Yun JH, Jung UW, Cho KS, Chai JK, Kim CK, Choi S-H : (2004)The distribution of implant patients and the type of implant site. J Korean Acad Periodontol 34:819-36. DOI:10.5051/jkape.2004.34.4.819
250. Schwartz M : (2000) The oral health of the long-term care patient. Ann Long-term Care 8:41-6.
251. Lee YH, Chun JH, Lee JH : Oral health-related quality of life improvements and satisfaction in South Korea: results from the National Health Insurance Coverage Denture Project for the elderly. J Korean Acad Oral Health 2015;39:37-42. DOI:10.11149/jkaoh.2015.39.1.37
252. Watson IB, Tulloch EN : (1985) Clinical assessment of cases of tooth surface loss. Br Dent J 159(5):144-8. doi: 10.1038/sj.bdj.4805660.
253. Lambrechts P, Braem M, Vuysteke-Wauters M, Vanherle G : (1990) Quantitative in vivo Wear of Human Enamel. J Dental Res 68(12):1752-1754. doi: 10.1177/00220345890680120601
254. López-Frías FJ, Castellanos-Cosano L, Martín-González J, Llamas-Carreras JM, Segura-Egea JJ : (2012) Clinical measurement of tooth wear: Tooth wear indices. J Clin Exp Dent 4(1):e48-53. doi: 10.4317/jced.50592.

255. O'Toole S, Lau JS, Rees M, Warburton F, Loomans B, Bartlett D : (2020) Quantitative tooth wear analysis of index teeth compared to complete dentition. J Dentistry 97:103342. doi.org/10.1016/j.jdent.2020.103342.
256. Cunha-Cruz J, Pashova H, Packard JD, Zhou L, Hilton TJ; for Northwest PRECEDENT : (2010) Tooth wear: prevalence and associated factors in general practice patients. Community Dent Oral Epidemiol 38(3):228-34. doi: 10.1111/j.1600-0528.2010.00537.x.
257. Hemmings K, Truman A, Shah S, Chauhan R : (2018) Tooth Wear Guidelines for the BSRD Part 1: Aetiology, Diagnosis and Prevention. Dent Update 45:3-10. [BSRD: Society for Restorativw Dentistry] https://www.bsrd.org.uk/File.ashx?id=15192
258. Hemmings K, Truman A, Shah S, Chauhan R : (2018) Tooth Wear Guidelines for the BSRD Part 2: Fixed Management of Tooth Wear. Dent Update 45:11-19. https://www.bsrd.org.uk/File.ashx?id=15192
259. Hemmings K, Truman A, Shah S, Chauhan R : (2018) Tooth Wear Guidelines for the BSRD Part 3: Removable Management of Tooth Wear. Dent Update 45:20-26. https://www.bsrd.org.uk/File.ashx?id=15192
260. Caldas W, Conti AC, Janson G, Conti PC : (2016) Occlusal changes secondary to temporomandibular joint conditions: a critical review and implications for clinical practice. J Appl Oral Sci 24(4):411-9. doi: 10.1590/1678-775720150295.
261. Mickeviciute E, Baltrusaityte A, Pileicikiene G : (2017)The relationship between pathological wear of teeth and temporomandibular joint dysfunction. Stomatologija, Baltic Dental and Maxillofacial Journal 19:3-9. https://www.sbdmj.com/171/171-01.pdf
262. Beddis HP, Davies S : (2023) Relationships between tooth wear, bruxism and temporomandibular disorders. Br Dental J 234(6):422-426. doi: 10.1038/s41415-023-5584-4
263. Rejeski WJ, Fanning J : (2019) Models and theories of health behavior and clinical interventions in aging: a contemporary, integrative approach. Clin Interv Aging 14:1007–1019. doi.org/10.2147/CIA.S206974
264. Ghaffari M, Rakhshanderou S, Ramezankhani A, Noroozi M, Armoon B : (2017) Oral Health Education and Promotion Programmes: Meta-Analysis of 17-Year Intervention. Int J Dental Hygiene 16(1):59-67. https://onlinelibrary.wiley.com/doi/10.1111/idh.12304
265. Chapman A, Copestake SJ, Duncan K : (2006) An oral health education programme based on the National Curriculum. Int J Pediatric Dentistry 18(1):40-44. doi.org/10.1111/j.1365-263X.2006.00677.x
266. 목고박치과 : [치아마모증] 치경부마모증 VS 굴곡파절. https://post.naver.com/viewer/postView.naver?volumeNo=7382591&memberNo=16125140, 04. 26, 2017.
267. 치과가기좋은날 : [YouTube] 누구나 있지만 방치하면 무서워지는 치경부마모 & 굴곡파절! https://www.youtube.com/watch?v=ZYtLhB750AQ
268. 수롱 : 치아의 굴곡파절의 원인과 예방. https://hojo22kr.tistory.com/99. 6. 13. 2018.
269. 원주투데이 : 치아 굴곡 파절, 원인과 치료. http://m.wonjutoday.co.kr/news/articleView.html?idxno=130697 03. 20, 2023.
270. 이용근, 한국보험신문 : 이용근 박사의 '건치 100세를 위한 따뜻한 편린' <10>]치경부 굴곡파절

증. https://www.insnews.co.kr/m/news_view.php?firstsec=5&secondsec=56&num=39578
271. 최순호, 치카TV : [YouTube] 치아 패임으로 인한 치아 시림 증상. https://www.youtube.com/watch?v=hBdO5gxirew
272. 송주헌, 허유리, 이경제 : (2019) 상악 구치에서의 구개측 굴곡파절 발현 비율 연구(A study of incidence of palatal side abfractions in maxillary posterior teeth)
273. 하얀미소 : 역류성식도염, 치아 건강을 망친다? https://blog.naver.com/jumpookim/220847791434 10. 28, 2016.
274. 관리자, 치의신보 : 역류성식도염 "치아코팅 받아야" https://www.dailydental.co.kr/news/article.html?no=73246 03. 19, 2012.
275. 이금숙 헬스조선기자 : 역류성식도염 있으면 "충치 걱정부터 하세요." https://health.chosun.com/site/data/html_dir/2011/10/24/2011102402020.html, 도움말 변욱
276. 퍼팩트치과 : [YouTube] 역류성식도염 이것도 녹아요. https://www.youtube.com/watch?v=yWgtZaz0Fy8
277. 최순호 : 치아부식 : 역류성식도염/섭식장애/위산역류 등으로 나타날 수 있는 치아마모&깨짐과 부서짐 – 크라운치료. https://m.blog.naver.com/sunnyflow/223114984625
278. 국민일보 : "역류성식도염 급증… 속 쓰리면 충치도 걱정해야" https://www.kmib.co.kr/article/view.asp?arcid=1320682675, 11. 07, 2011.
279. 김영진, DenfoLine : 치과치료 시 유의해야할 위장질환의 종류와 약물요법① https://www.denfoline.co.kr/news/articleView.html?idxno=6997
280. Altarawneh S, Bencharit S, Mendoza L, Curran A, Barrow D, Barros S, Preisser J, Loewy ZG, Gendreau L, Offenbacher S : (2013) Clinical and histological findings of denture stomatitis as related to intraoral colonization patterns of Candida albicans, salivary flow, and dry mouth. J Prosthodont 22(1):13-22. doi: 10.1111/j.1532-849X.2012.00906.x.
281. Cock IE, Ndlovu NA, Van Vuuren SF : (2023) The traditional use of southern African medicinal plants to treat oral pathogens, and studies into their relevant antimicrobial properties. S African J Botany 153:258-279. doi.org/10.1016/j.sajb.2023.01.003
282. Cleveland Clinic : Denture Stomatitis. https://my.clevelandclinic.org/health/diseases/21702-denture-stomatitis
283. Lalla RV, Patton LL, Dongari-Bagtzoglou A : u (2013) Oral Candidiasis: Pathogenesis, Clinical Presentation, Diagnosis and Treatment Strategies, J California Dental Association, 41(4):263-268, doi: 10.1080/19424396.2013.12222301
284. Webb BC, Thomas CJ, Willcox MDP, Harty DWS, Knox KW : (1998) Candida-associated denture stomatitis, Aetiology and management: A review, Part 2, ral disease caused by candida species. Sustralian Dental J 43(3):160-166. https://onlinelibrary.wiley.com/doi/pdf/10.1111/j.1834-7819.1998.tb00157.x
285. Vila T, Sultan AS, Montelongo-Jauregui D, Jabra-Rizk MA : (2020) Oral Candidiasis: A Disease of Opportunity. J Fungi (Basel) 6(1):15. doi: 10.3390/jof6010015.
286. DynaMed : Oral Candidiasis. https://www.dynamed.com/condition/oral-candidiasis#GUID-CB71F7EF-3A46-4579-BFBC-7A9504DFEF16
287. Scully C : Denture-Related Stomatitis refers to a mild inflammation and erythema of the mucosa

beneath the denture surface. From: Oral and Maxillofacial Surgery Clinics of North America, 2016 in Oral and Maxillofacial Medicine

288. Budtz-jørgensen E : (2000) Ecology of Candida-associated Denture Stomatitis. Microbial Ecology in Health and Disease 12(3)170-185. DOI:10.1080/089106000750051846
289. Sugio CYC, Garcia AAMN, Albach T, Moraes GS, Bonfante EA, Urban VM, Neppelenbroek KH : (2020) Candida-Associated Denture Stomatitis and Murine Models: What Is the Importance and Scientific Evidence? Journal of Fungi 6(2):70. https://doi.org/10.3390/jof6020070
290. Cho YS, Hwang YJ, Bae HS, Kim YS : (2009) Effect of Oral Health Education Practice and Self-efficacy of teacher on Oral Health Attitude. http://dx.doi.org/G704-002151.2009.9.1.018.
291. Bae SJ, Kim YH, Jeong HJ, Yoem JW, Yun NN, : (2017) A sudy on oral health knowledge and the need for oral heakth education among industrial workers. Korean Acad Oral Health 41(2):90-95. http://www.kci.go.kr/kciportal/ci/sereArticleSearch/ciSereArtiView.kci?sereArticleSearchBean.artild=ART002240017.
292. Shin HE, Cho M-J, Park E-J, Choi Y-H, Song K-B : (2019) Association between the management of oral health and experience of oral health education and an investigation of influential factors of the PHP index in university students. J Korean Acad Oral Health 43(1):21-25. doi.org/10.11149/jkaoh.2019.43.1.21
293. Kim YJ, Jeong HJ, Yun JW, Kim EH, Yoon HS, Lee SM, Lee J-W : (2018) Effects of plaque control according to professional toothbrushing and oral health education of orthodontic patients. J Korean Acad Oral Health 42(2):40-45. doi.org/10.11149/jkaoh.2018.42.2.40
294. Alswat KA : (2017) Gender Disparities in Osteoporosis. J Clin Med Res 9(5):382-387. doi: 10.14740/jocmr2970w.
295. Keen MU, Reddivari AKR, National Library of Medicine StatPearls : (2023) Osteoporosis in Female. https://www.ncbi.nlm.nih.gov/books/NBK559156/
296. Sarafrazi N, Wambogo EA, Shepherd JA : (2021) NCHS Data Brief No, 405 Osteoporosis or Low Bone Mass in Older Adults: United States, 2017–2018. https://www.cdc.gov/nchs/products/databriefs/db405.htm
297. BHOF : What Women Need to Know. [BHOF : Bone Health & Osteoporosis Foundation] https://www.bonehealthandosteoporosis.org/preventing-fractures/general-facts/what-women-need-to-know/
298. Lee J : Lee S, Jang S, Ryu OH : (2013) Age-Related Changes in the Prevalence of Osteoporosis according to Gender and Skeletal Site: The Korea National Health and Nutrition Examination Survey 2008-2010. Endocrinol Mertab28(3):180-191. doi.org/10.3803/EnM.2013.28.3.180
299. IOF : EPIDEMIOLOGY OF OSTEOPOROSIS AND FRAGILITY FRACTURES [IOF : International Osteoporosis Foundation] https://www.osteoporosis.foundation/facts-statistics/epidemiology-of-osteoporosis-and-fragility-fractures
300. De Martinis M, Sirufo MM, Polsinelli M, Placidi G, Di Silvestre D, Ginaldi L : (2021) Gender Differences in Osteoporosis: A Single-Center Observational Study. World J Mens Health 2021 39(4):750-759. https://wjmh.org/DOIx.php?id=10.5534/wjmh.200099
301. Linda Searing, Washington Post : The Big Number : 1.41 millionAmericans 50 and older suffer

osteoporosis. https://www.washingtonpost.com/health/the-big-number-141-million-americans-50-and-older-suffer-osteoporosis/2021/04/09/7ae5f382-9885-11eb-962b-78c1d8228819_story.html
302. Mayo Clinic : Osteoporosis. https://www.mayoclinic.org/diseases-conditions/osteoporosis/symptoms-causes/syc-20351968
303. NHS : Osteoporosis. https://www.nhs.uk/conditions/osteoporosis/causes/
304. Kim HS(김설희) : (2018) Effect of Nutrient Intake on Oral Health and Chewing Difficuty by Age Group(연령층별 구강건강과 저작불편이 영양소 섭취에 미치는 영향). 한국산학기술학회논문집 19(2):202-209. https://doi.org/10.5762/KAIS.2018.19.2.202
305. Locker D, Stade G : (1994) Association between clinical and subjective indicators of oral health status in an older adult population. Gerontology 11(2):108-114. https://onlinelibrary.wiley.com/doi/10.1111/j.1741-2358.1994.tb00116.x
306. Kim SH : (2009) A comparative study on the oral health impact profile in two urban area. J Korean Soc Dent Hyg 19(2):221-228. http://dx.doi.org/G704-SER000010586.2009.9.2.016.
307. AlDhalaan NA, BaQais A, Al-Omar A : (2020) Medication-related Osteonecrosis of the Jaw: A Review. Cureus 12(2):e6944. doi: 10.7759/cureus.6944.
308. Bansal H : (2022) Medication-related osteonecrosis of the jaw: An update. Natl J Maxillofac Surg 13(1):5-10. doi: 10.4103/njms.NJMS_236_20.
309. Ruggiero L, Dodson TB, Aghaloo T, Carlson ER, Ward BB, Kademani D, American Association of Oral and Maxillofacial Surgeons(AAOMS) : (2022) [Position Paper] Medication-Related Osteonecrosis of the Jaw – 2022 Update. J Oral Maxillofac Surg 80(5):920-943. doi: 10.1016/j.joms.2022.02.008.
310. Kim K-M, Moon S-Y, You J-S, Kim G-Y, Oh J-S : (2022) Medication-Related Osteonecrosis of the Jaws: A Literature Review. J Oral Med Pain 47:1-9. doi.org/10.14476/jomp.2022.47.1.1
311. De Cicco D, Boschetti CE, Santagata M, Colella G, Staglianò S, Gaggl A, Bottini GB, Vitagliano R, D'amato S : (2023) Medication-Related Osteonecrosis of the Jaws: A Comparison of SICMF–SIPMO and AAOMS Guidelines. Diagnostics 13(13):2137. doi.org/10.3390/diagnostics13132137
312. López LJC, López NJC, Ruiz RR, González RM : (2023) Medication related osteonecrosis of the jaws: case report and literature review. Rev Mex Cir Bucal Maxilofac 19(1):29-40. doi:10.35366/113147.
313. Boyd BC : (2023) Update on Medication Related Osteonecrosis of the Jaws. Dela J Public Health 9(1):42-43. doi: 10.32481/djph.2023.04.009.
314. Kim YH, Park KS, Jin EY : (2019) Effects of Well-aging Program on Community Dwelling Elderly(지역사회 재가노인을 위한 웰에이징 프로그램의 효과). Korean Society of Nursing Research(JKNR) 3(4):23-35. DOI:10.34089/jknr.2019.3.4.23
315. Donoff RB, Daley GQ : Oral health care in the 21st century: It is time for the integration of dental and medical education. J Dent Educ 84(9):999-1002. http://dx.doi.orh/10.1002/idd.12191.
316. Anastassia E, Kossioni E, Haito-Bryk J, Janssens B, Maggi S, Marchini L : (2018) Practical Guidelines for Physicians in Promoting Oral Health in Frail Older Adults. J Am Med Dir Assoc 19(12):1039-1046. http://dx.doi.org/10.1016/j.jamda.2018.10.007.
317. Inoue H, Oyama R, Nakamura K, Inokuchi A, Hamada T, Izumi T, Imamura R, Ebihara T, Inoue

T, Arizono T : (2023) Bisphosphonates Prescription for Patients With Hip Fractures Based on Evaluation by a Dentist. Cureus 15(2):e35407. doi: 10.7759/cureus.35407.

318. Cosco TD, Howse K, Brayne C: (2017) Healthy ageing, resilience and wellbeing. Epidemiol Psychiatr Sci 26(6):579-583. http://dx.doi.org/10.1017/S20457960117000324.

319. Rollason V, Laverrière A, MacDonald LC, Walsh T, Tramèr MR, Vogt-Ferrier NB : (2016) Interventions for treating bisphosphonate-related osteonecrosis of the jaw (BRONJ). Cochrane Database Syst Rev 2(2):CD008455. doi: 10.1002/14651858.CD008455.pub2.

320. Ruggiero SL, Dodson TB, Assael LA, Landesberg R, Marx RE, Mehrotra B; American Association of Oral and Maxillofacial Surgeons : (2009) American Association of Oral and Maxillofacial Surgeons position paper on bisphosphonate-related osteonecrosis of the jaws--2009 update. J Oral Maxillofac Surg 67(5 Suppl):2-12. doi: 10.1016/j.joms.2009.01.009.

321. Lamster IB, Asadourian L, Del Carmen T, Friedman PK : (2016) The aging mouth: differentiating normal aging from disease. e Periodontol 2000 72(1):96-107. http://dx.doi.org/10.1111/prd.12131.

322. Preshaw PM, Alba AL, Herrera D, Jepsen S, Konstantinidis A, Makrilakis K, Taylor R : Periodontitis and diabetes: a two-way relationship. Diabetologia 55(1):21-31. doi: 10.1007/s00125-011-2342-y.

323. Casanova L, Hughes F, Preshaw P : (2015) Diabetes and periodontal disease. BDJ Team 1:15007. https://doi.org/10.1038/bdjteam.2015.7

324. Hong M, Kim HY, Seok H, Yeo CD, Kim YS, Song JY, Lee YB, Lee D-H, Lee J-I, Lee T-K, Ahn H-S, Ko YH, Jeong SC, Chae HS, Sohn TS : (2016) Prevalence and risk factors of periodontitis among adults with or without diabetes mellitus. Korean J Intern Med 31(5):910-9. DOI: https://doi.org/10.3904/kjim.2016.031

325. Lee E, Lee SW : (2019) Prevalence of Periodontitis and its Association with Reduced Pulmonary Function: Results from the Korean National Health and Nutrition Examination Survey. Medicina (Kaunas 55(9):581. doi: 10.3390/medicina55090581.

326. Shrestha P, Iqbal MA, Bristy OC, Shrestha N : (2020). Significant of Antibiotic prophylaxis for diabetic patients with periodontal disease, 1 hour before phase 1 periodontal therapy. Update Dental College Journal, 10(1), 28–30. https://doi.org/10.3329/updcj.v10i1.46690

327. Bassim CW : (2017) Oral Health in Healthy Aging. J Am Geriatric Society 66(3):439-440. https://doi.org/10.1111/jgs,15253.

328. Mealey BL : (2006)Periodontal disease and diabetes: A tow-way street. J Am Debt Assoc 137(Suppl):26S-31S. https://doi.org/10.14219/jada.archive.2006.0404.

329. Tonetti MS, Bottenberg P, Conrads G, Eickholz P, Heasman P, Huysmans M-C, López R, Madianos P, Müller F, Needleman I, Nyvad B, Preshaw PM, Pretty I, Renvert S, Schwendicke F, Trombelli L, van der Putten G-J, Vanobbergen J, West N, Young A, Paris S : (2017) Dental caries and periodontal diseases in the ageing population: call to action to protect and enhance oral health and well-being as an essential component of healthy ageing – Consensus report of group 4 of the joint EFP/ORCA workshop on the boundaries between caries and periodontal diseases. J Clin Periodontol 44(18):S135-S144. https://doi.org/10.1111/jcpe.12681

330. Angellopoulou MV, Kavvadia K : Experimental learning in oral health education. J Edu Health Promot 12(7):70 https://pubmed.ncbi.nlm.nih.gov/29963563.

331. Nesse W, Dijkstra PU, Abbas F, Spijkervet FKL. Stijger A, Tromp JAH, van Dijk Arjan Vissink JL : (2010) Increased prevalence of cardiovascular and autoimmune disease in periodontitis patients: A cross-sectional study. J Periodontol 81:1622-1628. https://doi.org/10.1902/jop.2010.100058
332. Leng Y, Hu Q, Ling Q, Yao X, Liu M, Chen J, Yan Z, Dai Q : (2023) Periodontal disease is associated with the risk of cardiovascular disease independent of sex: A meta-analysis. Front Cardiovasc Med10:1114927. doi: 10.3389/fcvm.2023.1114927.
333. Chou SH, Tung YC, Lin YS, Wu LS, Lin CP, Liou EJ, Chang CJ, Kung S, Chu PH : (2015) Major Adverse Cardiovascular Events in Treated Periodontitis: A Population-Based Follow-Up Study from Taiwan. PLoS One 10(6):e0130807. doi: 10.1371/journal.pone.0130807.
334. Rydén L, Buhlin K, Ekstrand E, de Faire U, Gustafsson A, Holmer J, Kjellström B, Lindahl B, Norhammar A, Nygren Å, Näsman P, Rathnayake N, Svenungsson E, Klinge B : (2018) Periodontitis Increases the Risk of a First Myocardial Infarction: A Report From the PAROKRANK Study. Circulation 133(6):576-583. https://doi.org/10.1161/CIRCULATIONAHA.115.020324
335. Carra MC, Rangé H, Caligiuri G, Bouchard P : (2023) Periodontitis and atherosclerotic cardiovascular disease: A critical appraisal. Periodontolgy 2000: 2023:1-34. https://doi.org/10.1111/prd.12528
336. Zardawi F, Gul S, Abdulkareem A, Sha A, Yates J : (2021) Association Between Periodontal Disease and Atherosclerotic Cardiovascular Diseases: Revisited. Front Cardiovasc Med 7:625579. doi: 10.3389/fcvm.2020.625579.
337. Jiménez-Sánchez MC, Cabanillas-Balsera D, Areal-Quecuty V, Velasco-Ortega E, Martín-González J, Segura-Egea JJ : (2020) Cardiovascular diseases and apical periodontitis: association not always implies causality. Med Oral Patol Oral Cir Bucal 25(5):e652-e659. doi: 10.4317/medoral.23665.
338. Sanz M, Marco Del Castillo A, Jepsen S, Gonzalez-Juanatey JR, D'Aiuto F, Bouchard P, Chapple I, Dietrich T, Gotsman I, Graziani F, Herrera D, Loos B, Madianos P, Michel JB, Perel P, Pieske B, Shapira L, Shechter M, Tonetti M, Vlachopoulos C, Wimmer G : (2020) Periodontitis and cardiovascular diseases: Consensus report. J Clin Periodonto47(3):268-288. doi: 10.1111/jcpe.13189.
339. Febbraio M, Roy CB, Levin L : (2022) Is There a Causal Link Between Periodontitis and Cardiovascular Disease? A Concise Review of Recent Findings. Intern Dental J 72(1):37-51. doi.org/10.1016/j.identj.2021.07.006
340. Lee SW : (2023) Microbiological links between periodontitis and systemic diseases: a brief review. Oral Biol Res47(3): 81-94. https://doi.org/10.21851/obr.47.03.202309.81
341. Brodala N, Merricks NP, Bellinger DA, Damrongsri D, Offenbacher S, Beck J, Madianos P, Sotres D, Chang Y-L, Koch G, Nichols TC : (2005) Porphyromonas gingivalis Bacteremia Induces Coronary and Aortic Atherosclerosis in Normocholesterolemic and Hypercholesterolemic Pigs. Arteriosclerosis, Thrombosis, and Vascular Biology 25(7):1446-1451. https://doi.org/10.1161/01.ATV.0000167525.69400.9c
342. Neculae E, Gosav EM, Valasciuc E, Dima N, Floria M, Tanase DM : (2023) The Oral Microbiota in Valvular Heart Disease: Current Knowledge and Future Directions. Life 13(1):182. https://doi.

org/10.3390/life13010182
343. Shetty B, Fazal I, Khan SF, Nambiar M, Irfana D K, Prasad R, Raj A : (2023) Association between cardiovascular diseases and periodontal disease: more than what meets the eye. Drug Target Insights 17:31-38. DOI: 10.33393/dti.2023.2510
344. Zardawi F, Gui S, Abdulkareem A, Sha A, Yates J : (2021) Association Between Periodontal Disease and Atherosclerotic Cardiovascular Diseases: Revisited. Front Cardiovasc. Med Sec. General Cardiovascular Medicine Volume 7 - 2020 | https://doi.org/10.3389/fcvm.2020.625579
345. Torrungruang K, Jitpakdeebordin S, Charatkulangkun O, Gleebbua Y : (2015) Porphyromonas gingivalis, Aggregatibacter actinomycetemcomitans, and Treponema denticola / Prevotella intermedia Co-Infection Are Associated with Severe Periodontitis in a Thai Population. PLoS One 10(8):e0136646. doi: 10.1371/journal.pone.0136646.
346. Cheng WC, van Asten SD, Burns LA, Evans HG, Walter GJ, Hashim A, Hughes FJ, Taams LS : (2016) Periodontitis-associated pathogens P. gingivalis and A. actinomycetemcomitans activate human CD14(+) monocytes leading to enhanced Th17/IL-17 responses. Eur J Immunol 46(9):2211-21. doi: 10.1002/eji.201545871.
347. Claesson R, Johansson A, Belibasakis GN : (2023) Age-Related Subgingival Colonization of Aggregatibacter actinomycetemcomitans, Porphyromonas gingivalis and Parvimonas micra—A Pragmatic Microbiological Retrospective Report. Microorganisms 11(6):1434. https://doi.org/10.3390/microorganisms11061434
348. Huang X, Xie M, Lu X, Mei F, Song W, Liu Y, Chen L : (2023) The Roles of Periodontal Bacteria in Atherosclerosis. Int J Mol Sci 24(16):12861. https://doi.org/10.3390/ijms241612861
349. Bale BF, Doneen AL, Vigerust DJ : (2016) High-risk periodontal pathogens contribute to the pathogenesis of atherosclerosis. Postgrad Med J 93:215–220. doi:10.1136/postgradmedj-2016-134279
350. Zou Y, Huang Y, Liu S, Yang J, Zheng W, Deng Y, Zhang M, Yan Z, Xie H : (2022) Periodontopathic Microbiota and Atherosclerosis: Roles of TLR-Mediated Inflammation Response. Oxid Med Cell Longev 2022:9611362. doi: 10.1155/2022/9611362.
351. Rao A, Kumar BK : (2023) Role of periodontal pathogens in atherosclerotic plaque development and progression: An overview. Acta Microbiologica et Immunologica Hungarica 70(4)272-277. https://doi.org/10.1556/030.2023.02145
352. Hajishengallis G, Chavakis T : (2021) Local and systemic mechanisms linking periodontal disease and inflammatory comorbidities. Nat Rev Immunol 21:426–440. https://doi.org/10.1038/s41577-020-00488-6
353. Marcano R, Rojo MÁ, Cordoba-Diaz D, Garrosa M : (2021) Pathological and Therapeutic Approach to Endotoxin-Secreting Bacteria Involved in Periodontal Disease. Toxins (Basel) 13(8):533. doi: 10.3390/toxins13080533.
354. Li Y, Zhu M, Liu Y, Luo B, Cui J, Huang L, Chen K, Liu Y : (2022) The oral microbiota and cardiometabolic health: A comprehensive review and emerging insights. Front Immunol Sec. Microbial Immunology Volume 13 - 2022 | https://doi.org/10.3389/fimmu.2022.1010368
355. Ambooken M, Ajithkumar PK, Mathew JJ, Kuriakose A : (2015) Periodontal Infections and

Atherosclerosis: Mechanisms of Association. Oral Maxillofac Pathol J 6(2): 615-620. https://www.ompj.org/files/8a5114e805a5d53123fe156fd7e35618-05.pdf
356. Chattnooga Center for Comprehensive Dentistry : BLOOD PRESSURE MEDICATIONS AND YOUR GUMS. https://www.drcarico.com/patient-information/oral-wellness/blood-pressure-medications-and-your-gums/
357. Debbie Nicholson, CoastDental : How High Blood Pressure Medication Could Cause Swollen Gums. https://www.coastdental.com/blog/how-high-blood-pressure-medication-could-cause-swo October 16, 2023.
358. Karn M, Sah R, Sapkota S : (2022) Phenytoin-induced gingival overgrowth. Cleveland Clinic J Med 89(9):488-489. doi.org/10.3949/ccjm.89a.21107
359. Mejia LM, Lozada-Nur F, Medscape : (2019) Drug-Induced Gingival Hyperplasia. https://emedicine.medscape.com/article/1076264-overview?form=fpf, Mar 26, 2019.
360. Lauritano D, Palmieri A, Lucchese A, Di Stasio D, Moreo G, Carinci F : (2020) Role of Cyclosporine in Gingival Hyperplasia: An In Vitro Study on Gingival Fibroblasts. Int J Mol Sci 21(2):595. doi: 10.3390/ijms21020595.
361. Kumar SS, Mohammad H, Kar K : (2020) Management of Cyclosporine-Influenced Gingival Enlargement With Azithromycin. https://doi.org/10.1002/cap.10097, Feb 19, 2020.
362. Ponnaiyan D, Jegadeesan V. Cyclosporine A: Novel concepts in its role in drug-induced gingival overgrowth. Dent Res J (Isfahan) 12(6):499-506. doi: 10.4103/1735-3327.170546.
363. Malek R, Houari BEI, Kissa J : (2019) [Case Report] Periodontal Management of Cyclosporin A-Induced Gingival Overgrowth: A Nonsurgical Approach. https://doi.org/10.1155/2019/8609547, April 11. 2019.
364. Mejia LM. Burgess J(Chief Editor). Medscape : (2019) Drug-Induced Gingival Hyperplasia Treatment & Management. March 26, 2019.
365. Lauritano D, Moreo G, Limongelli L, Palmieri A, Carinci F : (2020) Drug-Induced Gingival Overgrowth: The Effect of Cyclosporin A and Mycophenolate Mophetil on Human Gingival Fibroblasts. Biomedicines 8(7):221. doi.org/10.3390/biomedicines8070221
366. Rodríguez GV, del Carmen Ruiz Gutiérrez A, Sandoval JRG, Martínez SML : (2022) Gingival enlargement induced by cyclosporine in Medullary aplasia: A case report. World J Clin Cases 10(34):12750-12760 doi : 10.12998/wjcc.v10.i34.12750
367. Ciavarella D, Guiglia R, Campisi G, Di Cosola M, Di Liberto C, Sabatucci A, Escudero N, Bascones A, Lo Muzio L : (2007) Update on gingival overgrowth by cyclosporine A in renal transplants. Medicina Oral, Patología Oral y Cirugía Bucal (Internet) 12(1):ene versión On-line ISSN 1698-6946.
368. Taylor BA : (2003) Management of drug-induced gingival enlargement. Aust Prescr 26:11-3. doi : 10.18773/austprescr.2003.007
369. Sunil PM, Nalluswami JS, Sanghar SJ, Joseph I : (2012) Nifedipine-induced gingival enlargement: Correlation with dose and oral hygiene. J Pharm Bioallied Sci 4(Suppl 2):S191-3. doi: 10.4103/0975-7406.100268.
370. Vekaria A, Sheth T, Shah S, Shah M : (2015) Nifedipine-Induced Gingival Enlargement - A

Systematic Treatment Approach: A Case Report. J Adv Oral Res 6(3):49-52. https://journals.sagepub.com/doi/pdf/10.1177/2229411220150309

371. Sam G, Sebastian SC : (2014) Nonsurgical Management of Nifedipine Induced Gingival Overgrowth. Case Rep Dent 2014:741402 https://doi.org/10.1155/2014/741402
372. Castelino RL, Buch SA, Laxmana AR : (2021) Nifedipine-Induced Gingival Enlargement: A Case Report with Review. Current Medical Issues 19(1):54-57. DOI: 10.4103/cmi.cmi_136_20
373. Asif SM, Shaik N, Barthunia B, Kaleem SM, Zakirulla M, Kota MZ, Baig FAH : (2018) Nifedipine induced gingival enlargement in an edentulous patient: a case report with one year follow up. BMC Oral Health 18(1):227. doi: 10.1186/s12903-018-0690-4.
374. Lauritano D, Moreo G, Vella FD, Palmieri A, Carinci F, Petruzzi M : (2021) Biology of Drug-Induced Gingival Hyperplasia: In Vitro Study of the Effect of Nifedipine on Human Fibroblasts. Applied Sciences 11(7):3287. https://doi.org/10.3390/app11073287
375. Harel-Raviv M, Eckler M, Lalani K, Raviv E, Gornitsky M : (1995) Nifedipine-induced gingival hyperplasia: A comprehensive review and analysis. Oral Surgery, Oral Medicine, Oral Pathology, Oral Radiology, and Endodontology 79(6):715-722. doi.org/10.1016/S1079-2104(05)80306-3.
376. Manjunatha VA, Wodeyar VB, Pandey L, Machetty L, Gayathri GV, Triveni MG : (2023) [Case Report] Nifedipine Induced Gingival Overgrowth – A Detailed Histopathological and Clinical Analysis: A Case Series. Oral Maxillofacial Pathology J 14(2):234-237. https://www.ompj.org/archives
377. Sunil, PM, Nalluswami JS, Sanghar SJ, Joseph I : (2012) Nifedipine-induced gingival enlargement: Correlation with dose and oral hygiene. Pharmacy Bioallied Sci 4(Suppl 2):S191-S193. DOI: 10.4103/0975-7406.100268
378. Miranda J, Brunet L, Roset P, Berini L, Farre M, Mendieta C : (2001) Prevalence and Risk of Gigival Enlargement in Patients Treated with Nifedipine. J Periodontol 72:505-611. https://diposit.ub.edu/dspace/bitstream/2445/106573/1/501112.pdf
379. Liu Y, Peng Q, Liu B, Wang Z, Cao Q : (2022) Er,Cr:YSGG Laser Therapy for Drug-Induced Gingival Overgrowth: A Report of Two Case Series. Front Surg9:922649. doi: 10.3389/fsurg.2022.922649.
380. The American Academy of Oral Medicine(AAOM) : Gingivak Enlargement. https://www.aaom.com/index.php%3Foption=com_content&view=article&id=132:gingival-enlargement&catid=22:patient-condition-information&Itemid=120
381. Yatsuoka W, Ueno T, Miyano K, Enomoto A, Ota S, Sugimoto M, Uezono Y : (2021) Time-Course of Salivary Metabolomic Profiles during Radiation Therapy for Head and Neck Cancer. J Clin Med 10(12):2631. doi: 10.3390/jcm10122631.
382. Liu S, Zhao Q, Zheng Z, Liu Z. Meng L, Dong L, Jiang X : (2021) Status of Treatment and Prophylaxis for Radiation-Induced Oral Mucositis in Patients With Head and Neck Cancer. Front Oncol Sec. Radiation Oncology Volume 11 – 2021, https://doi.org/10.3389/fonc.2021.642575
383. Chen J, Bekale LA, Khomtchouk KM, Xia A, Cao Z, Ning S, Knox SJ, Maria PLS : (2020) Locally administered heparin-binding epidermal growth factor-like growth factor reduces radiation-induced oral mucositis in mice. Sci Rep 10:17327. https://doi.

org/10.1038/s41598-020-73875-7
384. Jordan CT, Bradford EM, Cheek DC, Kudrimoti M, Miller CS, Smith MH, Hilt JZ, Dziubla TD : (2021) Radiation-induced oral mucositis hamster model using a linear accelerator enhances clinical relevance of preclinical studies for treatment strategy investigation. Animal Models Experimental Med 4(1):47-53. https://onlinelibrary.wiley.com/doi/full/10.1002/ame2.12148
385. 건강보험심사평가원 전주지원, 전북도민일보 : <건보상담> 치과 틀니와 임플란트의 건강보험 적용 바르게 알기. https://www.domin.co.kr/news/articleView.html?idxno=1436528&sc_section_code=S1N19 06. 20, 2023.
386 : 전희율 기자, 치과위생사협회, Dentaltalk : 대상자의 생애 주기에 따른 치과위생사가 하는 일. https://blog.naver.com/PostView.naver?blogId=krdha77&logNo=222431546955&categoryNo=27&parentCategoryNo=0

Chapter 2

# 전신 건강에 대한 구강 건강의 영향

많은 사람들이 구강 건강이 전신 건강과 관련이 있다는 것을 알고 있지만, 이 상호 연결의 깊이는 많은 사람을 놀라게 할 것이다. 알퍼트(Alpert RT)는 "구강은 일반 건강에 대한 창문이다."라고 기술하였다.[1] 세이모어(Seymore GJ)에 따르면 "좋은 구강 건강 없이는 일반 건강이 좋을 수가 없다."고 하였으며 "입은 신체의 일부다."라고 언급한 것은 오늘날 명백한 것으로 간주된다.[2] 구강은 또한 치의학과 의학의 교차점이며, 환자의 건강과 삶의 질을 향상시킨다는 동일한 공통 목표를 공유하는 반독립적인 직업이다. 각 직업의 핵심은 해당 분야의 틀 안에서 적절한 개입이 환자의 건강, 복지 및 삶의 질에 전반적으로 긍정적인 영향을 미칠 것이라는 기본 개념이다.[3] 100가지 이상의 전신 질환과 500가지 이상의 약물이 구강 증상을 나타내며, 이는 일반적으로 노인 인구에서 더 흔하게 나타난다.

히포크라테스(그리스어: Ιπποκράτης, 영어: Hippocrates of Cos)는 감염된 치아를 발치함으로써 전신 상태를 치유했다고 한다.[4] 고대 그리스 시기 활동했던 의사로 당시까지만 해도 종교적 신비주의의 일환으로 다루어졌던 의술을 학문적 개념으로 분리하는 시도를 했다는 점에서 서양에서 의학의 아버지(Father of Medicine)로 불리고 있으며, 그의 이름을 따 오늘날에도 전 세계 의과대학의 졸업식에서 시행되는 히포크라테스 선서로도 유명하다. 다만, 현재 낭송되고 있는 선서문은 히포크라테스가 선서한 원문이 아니라 1948년 스위스 제네바에서 열린 제22차 세계의사회 개정 선언문이다. 초승달 구적법(求積法, 초승달의 넓이와 이등변 직각삼각형의 넓이가 같다는 것을 증명하는 방법)을 증명한 수학자 히포크라테스와는 동명이인으로 출신지를 붙여 의사 히포크라테스는 '코스의 히포크라테스(Hippocrates of Cos)'로 수학자 히포크라테스는 '키오스의 히포크라테스(Hippocrates of Chios)'로 구분한다.5) 그럼에도 불구하고, 구강 상태가 전신 상태에 미치는 관계와 영향은 최근까지 충분히 인식되지 않았다.[4] 구강 상태와 전신 상태 사이에 직접적인 인과관계가 있는가, 아니면 단지 우연의 일치인가? 이것은 치의학과 의학 간의 상호 작용과 협력뿐만 아니라 이러한 과정에 대한 이해를 늦출 수 있는 주요 질문이다. 구강 상태와 전신 상태 사이의 양방향 관계가 더 잘 이해되고 있지만, 이 분야에 대한 더 많은 연구가 필요하다.[6] 구강 건강이 전신 건강에 미치는 영향이 명확해지고 입증됨에 따라 치과 및 의료 전문가는 보다 밀접한 관계를 발전시켜야 한다. 인과 관계든 우연이든 구강 건강이 전반적인 건강에 미치는 영향과 중요성은 세계보건기구뿐만 아니라 미국의 여러 보건총감(Surgeon General)들의 초점이 되어 왔다.[7] 미국 대통령이 임명하고 상원의 인준을 받으며, 4년의 임기를 가진다. 1871년 이래 보건총감은 공중보건에 관한한 정부의 중요한 대변인 역할을 한다. 보건총감의 임무는 미국 시민의 건강을 유지하고 증진시키는 일이며, 이를 위하여 국민들에게 흡연이나 심장병 예방과 같은 건강 이슈를 교육하고 홍보하는 세미나나 워크숍을 개최하는 임무도 가지고 있다.

치과 및 의료에 대한 접근은 복잡한 문제로, 치료의 가용성, 치료 및 보험 비용, 문화적 문제 및 두려움이 환자를 치료를 받고자 병원을 찾는데 고민 하는 요소이다. 인구 건강 관점에서 볼 때, 처음에 환자를 검사하고 위험 요소 또는 질병의 초기 증거를 확인하는 것은 중요하지 않다. 중요한 것은 환자가 자신이 필요로 하는 치료를 받는 것이다.

# 구강 건강

입과 구강은 신체와 외부 환경의 상호 작용을 위한 초점이다. 말하기, 씹기, 삼키기, 소화의 초기 단계는 모두 구강과 관련된 중요한 생리적 기능이며, 구강은 심리적 정체성에 중요한 역할을 한다.8) 구강에는 여러 가지 표면 유형이 있으며, 각각은 500-700종의 박테리아, 바이러스, 곰팡이, 원생동물의 독특한 개체군으로 식민지화되어 있는데, 그 중 상당수는 상당히 독성이 강하고 배양되지 않은 것이 많다.[9-13] 구강 위생 수준은 구강 미생물의 구성에 상당한 영향을 미친다. 구강 위생 상태가 좋은 사람들은 그람 양성 구균[Gram positive cocci, 황색 포도상구균(*Staphylococcus aureus*), 화농성 연쇄상구균(*Streptococcus pyrogens*), 폐렴구균(*Streptococcus pneumonia*) 등]와 막대[Gram positive rods, 간균속(*Bacillus*), 클로스트리듐속(*Clostridium*), 코리네박테리움(*Corynebacterium*), 리스테리아(*Listeria*), 가드네렐라(*Gardnerella*)]와 그람 음성 구균(Gram negative cocci, 펩토코커스(*Peptococcus*), 펩토스트렙토코커스(*Peptostreptococcus*), 루미노코커스(*Ruminococcus*), 사르시나속(*Sarcina*) 등)이 지배하는 단순한 균을 가지는 경향이 있는 반면, 구강 위생 상태가 나쁜 사람들은 혐기성 그람 음성 세균(anaerobic Gram negative bacteria)이 지배하는 보다 다양하고 복잡한 균으로 이동하는 경향이 있다.[10] 구강은 또한 건강한 구강 환경을 유지하는 데 중요한 역할을 하는 타액과 치은열구삼출액(gingival crevicular fluid)으로 구성된 복잡한 혼합액으로 세정된다.[10,14] 타액은 다른 많은 신체 기능과 마찬가지로 최적의 범위를 유지하고 있다. 구강건조증(xerostomia), 침과다분비(sialorrhea), 화학적 구성의 변화는 건강에 양방향으로 영향을 미칠 수 있다. 박테리아와 타액은 일반적으로 공동체(community)에서 플라크라고 불리는 치과 생물막(dental film)의 개발에 직접적인 역할을 한다. 현재 모든 플라크가 나쁜 것은 아니며 타액과 박테리아의 상관  관계가 미네랄화를 유지하고 식이 산에 대한 노출을 줄임으로써 치아를 보호 할 수 있다는 더 좋은 해석도 있다.[15] 초기 박테리아는 치아 표면에 흡수되는 타액 분자에 붙는다. 박테리아는 증식하여 더 많은 박테리아가 스스로 붙을 수 있는 뼈대 역할을 하는 폴리머 매트릭스(polymer matrix)를 깔아 놓는다. 연쇄상 구균 종의 공생 미생물은 건강한 치아 및 치은과 관련된 생물막을 특징으로 한다. 이 미생물들은 더 많은 병리학적 종들의 군집화를 방해함으로써 유익하다는 것이 입증되었다.[10] 그러나 구강 생태계의 불균형(dysbiosis, 미생물의 균형이 깨져 질병이 초래되는 단계)의 붕괴는 탄수화물을 발효할 수 있는 그람 양성 종의 우세를 초래할 수 있으며, 이로 인해 치아 탈회가 일어나 구강 병증의 과정이 시작될 수 있다.[12,13]

# 구강 건강에 대한 이해

구강 건강은 건강한 치아 이상의 것을 함축하고 있다. 즉 말하기, 웃기, 맛보기, 씹기, 삼키기와 같은 기본적인 인간의 기능을 수행하는 데 필수적인 잇몸, 뼈, 인대 및 신경의 건강을 포함한다. 좋은 구강 건강은 개인의 신체적 복지뿐만 아니라 자신의 이미지와 전반적인 건강 감각에 기여한다. 삶의 질에 긍정적인 영향을 미치기 위해서는 전체 구강의 최적의 기능과 외관을 유지하는 것이 필수적이다. 한편, 충치, 잇몸 질환 및 구강 감염으로 특징지어지는 구강 건강의 악화는 신체적 외모를 악화시킬 뿐만 아니라 적절한 영양 및 성장을 방해하고, 자부심에 영향을 미치며, 심지어 심혈관질환 및 당뇨병과 같은 전신 상태에 기여함으로써 전반적인 복지에 크게 영향을 미친다.

# 구강 병리학

구강 병리학은 광범위한 주제이지만, 여기에서는 전신 건강과 확립되거나 받아들여지는 구강 상태, 즉 충치와 치은염 및 치주염의 치주 질환에 중점을 둔다. 치아 우식증은 아마도 인류 전체에서 가장 흔한 전염병일 것이다. 공공 수돗물 불소화 프로그램이 이용 가능한 지역의 질병에 큰 영향을 미치기 때문에 유병률은 다양하지만, 우식증은 여전히 불리한 지역에서 유행하는 비율로 발생한다.[10] 치아 우식증은 바이오 필름의 우식성 박테리아가 발효성 탄수화물을 소화시킬 때 생성되는 젖산에 의한 치과 에나멜질의 탈회로 인한 다균성 질병이다.

치주 질환은 생물막의 박테리아에 의해 유발되고 주로 치아지지 구조에 영향을 미치는 만성 면역 염증성 질환 군이다. 치은염과 치주염은 출혈, 홍반, 염증이 있는 치은 조직에서 부착과 치조골의 손실에 이르기까지 광범위하게 존재하는 두 가지 형태의 치주 질환이다.[8,16] 치주 질환의 약한 형태인 치은염은 국소 홍반, 붓기, 쉬운 출혈로 특징지어진다. 치은염은 일반적으로 통증이 없다. 결과적으로 환자는 질병의 진단 없이 수년을 보낼 수 있지만 일단 확인되면 쉽게 치료할 수 있다.[1,10,11] 결합 조직과 뼈의 손실인 치주염은 생물막에 병리학적 박테리아가 지속적으로 존재하여 만성 염증이 발생한 결과이다.[1,11] 박테리아는 치주낭에 축적되어 잇몸을 이에서 분리시킨다. 이 과정은 신체의 면역 반응을 유발하여 지지 구조에 손상을 준다. 치주염은 전 세계적으로 치아 손실의 주요 원인이다.[1,11]

# 구강 건강에 영향을 받는 전신 상태

좋은 구강 건강의 이점은 잘 연구되어 있으며, 경제적, 사회적, 심리적 및 신체적 건강을 포함한다.[17] 가르시아(Garcia RI) 등은 누락 된 치아의 수가 많을수록 삶의 질이 떨어지는 것으로 보고했다.[18] 또한 좋지 못한 치열은 씹는 문제로 이어지고, 영양 섭취에 부정적인 영향을 줄 수 있다. 이러한 관계는 분명하지만, 구강과 심각한 전신 상태에 대한 의미 있는 영향과 연관성은 더 많은 협업을 요구하는 영역이다. 만성적인 건강 상태는 전체 의료 시스템뿐만 아니라 개인의 건강에 엄청난 부담을 준다. 일상적이고 규칙적인 치과진료는 치주질환을 예방할 뿐만 아니라 보다 심각한 전신 질환의 위험이 큰 환자들을 계층화하는데 도움을 준다. 베이비붐 세대의 75%가 자연치아가 대부분인 상태에서 장기 요양시설에 입소할 것으로 추정되고 있으며, 구강관리가 좋은 환자들은 의료비 지출이 적다는 것은 잘 알려져 있다.[6] 경구 상태에 의해 우연적이든 인과적이든 영향을 받는 전신상태 중에는 동맥경화증, 폐질환, 당뇨병, 임신, 출생체중, 골다공증, 신장질환 등이 있다.

# 죽상경화증

혈관벽에 콜레스테롤과 콜레스테롤 대사산물이 침착되어 동맥이 병리학적으로 좁아지는 동맥경화증은 관상동맥 심장질환과 뇌혈관질환 등의 큰 주요 원인이다.[19] 수년 전에 행해진 연구에 따르면 심근 경색이나 뇌혈관 발작의 병력이 있는 환자는 통제된 개인보다 구강 건강이 더 나쁘다.[19,20] 매년 심혈관 질환은 미국에서 사망자의 약 32~50%, 전 세계적으로 29~31%를 차지하며, 구강 건강과 전신 건강 사이의 가장 잘 연구 된 관계 중 하나 일 수 있다.[21-23] 증가된 혈중 콜레스테롤, 고혈압, 당뇨병 및 흡연은 전통적으로 논의된 심혈관 질환의 위험 요소이다. 만성 염증, 전이성 감염 및 내독소로 인한 혈관 손상이 심혈관 질환의 원인이 될 수 있음을 보여주는 증거가 증가하고 있다. 치주 질환 및 구강 위생이 좋지 않은 환자는 빈번하고 심각한 치은 염증 및 빈번한 균혈증으로 고통을 겪는다.[5,11,21] 만성 염증 상태는 C 반응성 단백질(C-rective protein, CRP), 종양 괴사 인자 $\alpha$(TNF-α), 인터류킨 1$\beta$(interleukin –1β, IL-1β) 및 인터류킨 6(interleukin 6, IL-6)과 같은 여러 염증성 사이토카인을 유발한다. 균혈증을 동반하는 죽상 형성 과정(atherogenesis)을 자극 할뿐만 아니라 손상(죽상 형성의 전구체)에 대한 혈관 내피의 감수성을 증가시키는 것으로 보인다. 또한 치과 균혈증 발생 경력이 있는 사람에서 녹색연쇄상구균(viridans) 그룹의 연쇄상 구균은 혈소판 응집 및 혈전 형성을 유발할 수 있다. 여러 연구에서 치주질환과 좋지 못한 구강 위생이 관상동맥질환(coronary heart disease)과 급성심근경색증(acute myocardial infarction)과 강한 연관성이 있음을 보여주었으며, 다른 연구에서는 이런 연관성이 없다는 것을 보여주어, 결과적으로 이들 사이의 인과관계를 증명하기에는 충분하지 않다.[18,21] 좋지 못한 치아 건강과 뇌혈관 질환 사이의 인과관계를 뒷받침하는 더 좋은 증거가 있다.[19] 치주 질환을 치료하고 구강 건강을 개선함으로써 환자의 심장 질환 및 뇌졸중 위험을 줄일 수 있을까? 인구집단 건강 관점에서 볼 때, 각 상태의 유병률이 높기 때문에 구강 건강을 개선하면 심각한 이환율과 사망률을 가진 상태의 위험을 줄일 수 있다는 것을 아는 것이 중요한 이점이 될 것이다. 인과 관계 데이터(casulity data)와 마찬가지로 중재 데이터(intervention date)는 결정적이지 않지만 오늘날의 연구는 구강 건강의 개선이 죽상 경화성 질환의 위험을 감소시킨다는 해석에 찬성하는 경향이 있다.[21]

# 폐질환

폐렴과 같은 폐질환, 폐기종을 포함한 만성 폐쇄성 폐질환, 만성 기관지염의 악화 등은 모두 인두에서 하부 호흡기로 박테리아가 흡인되는 것을 포함한다.[5] 한때는 기관내 및 구강내 튜브, 삼킴 장애, 의식 장애가 있는 환자만 흡인의 위험이 있다고 생각되었다. 그러나 연구에 따르면 건강한 사람의 50%가 잠자는 동안 구강인두 내용물을 흡입한다고 한다.[18] 치아, 치주, 생물막은 모두 병리학적 세균의 저장고 역할을 할 수 있으며, 치주 질환의 존재는 환경을 변화시켜 병원균이 부착하고 증식하기 쉽게 만든다.[21] 감염의 발생은 다인성이며 세균의 존재 이상에 달려 있는데, 이는 인체가 세균이 하기도(lower respiratory tract)에 균을 뿌리는 것을 막기 위해 여러 개의 방어 계층(echelon)을 가지고 있기 때문이다. 이러한 방어는 위독하고 삽관된 환자에게 제한적이며, 다중 개입 연구는 환기 중환자실 환자의 구강 위생을 개선하면 인공호흡기 관련 폐렴의 위험을 감소시킨다는 것을 보여주었다.[18,19] 폐 감염과 구강 건강 사이의 인과 관계와 관계에 대한 증거는 결정적이지는 않지만, 긍정적인 단방향(unidirectional) 관계로 기울고 있다. 많은 양질의 연구들은 좋은 시설에서 환기가 잘된 환자들의 구강위생을 개선하는 것이 그들의 전신 건강에 긍정적인 결과를 가져온다는 것을 보여주었다.[11]

# 당뇨병

당뇨병은 인슐린 생산의 부족(1형) 또는 전신 인슐린 저항성(2형)으로 인해 혈당 조절이 잘 조절되지 않는 질병이다. 2008년에는 전 세계적으로 1,800만 명이 당뇨병을 앓고 있는 것으로 추산되었다.[21] 한국당뇨병학회에 따르면 2020년 기준 한국의 당뇨병 유병률은 65살 이상 인구가 30.1%, 30살 이상 인구가 16.7%이다.[22] 또한 임신당뇨병은 당뇨병이 없던 여성이 임신 중에 혈당 수치가 올라가는 상태를 말한다.[23] 일반적으로 임신당뇨병 자체가 일으키는 증상은 적지만, 임신당뇨병으로 인해 자간전증이나 우울증의 위험, 제왕절개의 필요성 등이 올라간다. 당뇨병은 환자에게 여러 가지 문제를 야기하며, 고혈당에 장기간 노출되는 것이 당뇨병으로 인한 합병증의 주요 원인이다.[24,25] 고혈당이 오래 지속되면 심장, 눈, 신장, 말초신경에 부정적인 영향을 미치며, 연구자들은 이제 치주질환이 당뇨병의 주요 합병증으로 간주되어야 한다고 제안한다.[16,26] 당뇨병은 구강 건강에 중대한 영향을 미치므로 각 상태가 다른 상태를 악화시킬 수 있는 양방향 관계가 형성된다. 조절이 잘 안 되는 당뇨병은 입안의 높은 혈당 수치가 잇몸 감염을 일으키는 박테리아의 성장을 촉진하기 때문에 치주질환 발병 위험을 높인다. 이러한 감염은 차례로 더 심각한 잇몸 질환을 유발할 수 있으며 잠재적으로 치아 손실을 초래할 수 있다. 고혈당이 구강 건강에 부정적인 영향을 미치고 심각한 치주염이 혈당 조절에 부정적인 영향을 미칠 수 있다는 것이 잘 입증되었기 때문에 당뇨병과 치주염의 관계는 진정한 양방향성(bidirection)이다.[21,27] 당뇨병을 가진 사람들은 당뇨병이 없는 사람들보다 치주염의 위험이 적어도 3배 더 높다.[1,11] 또한 당뇨병은 혈관의 변화에 영향을 미쳐 영양분의 흐름을 감소시키고 잇몸을 비롯한 신체 조직의 노폐물을 제거함으로써 감염의 위험을 증가시킨다. 통제된 혈당 수치를 유지하는 것은 구강 건강 문제를 관리하고 예방하는 데 중요하며, 당뇨병 관리와 구강 위생 관행의 상호 연관성을 강조한다. 또한 치주 질환으로 인한 염증은 혈당 수치를 관리하는 신체의 능력에 영향을 줌으로써 당뇨병 조절을 악화시킬 수 있다. 이 상호 작용은 정기적인 치과 검진, 철저한 칫솔질 및 치실, 식이 요법 및 금연과 같은 생활 습관 수정을 포함하여 당뇨병 환자를 위한 포괄적인 구강 관리의 중요성을 강조한다. 예방 조치는 구강 건강을 지원할 뿐만 아니라 당뇨병 관리 전반에 기여하여 입을 신체의 전신 건강에 대한 창으로 간주하는 통합 의료 접근법의 필요성을 보여준다.[28,29]

그러나 당뇨병이 잘 조절된 환자들은 그렇지 않은 환자들에 비해 치주염 위험이 증가하지 않는다는 연구 결과가 있다.[1,11] 4mm보다 깊은 치주낭은 비당뇨병 환자들보다 당뇨병 환자들에게 더 흔하고, 2mm보다 큰 치주낭은 1.3mm보다 치주낭에 비해 당뇨병 위험이 증가한다.[19] 당뇨병 환자들은 또한 치조골 손실, 종기 형성, 그리고 치유력이 떨어진다.[19] 당뇨병 환자들은 왜 이 모든 구강 합병증을 가지고 있는가? 고혈당에 장기간 노출되면 고급 당화(glycation) 최종 대사산물이 생성된다.[21] 고급 당화 최종 산물은 전신적인 영향을 미치므로 사이토카인의 배설이 증가하여 국소 염증 및 결합 조직의 손실을 초래한다. 구강 내 국소 염증은 전신적인 영향을 미친다. 혈당 조절이 더 어렵고 감염의 위험이 증가하는 상태의 양방향 관계를 설명해준다. 치주 질환은 당뇨병에 부정적인 영향을 미칠 수 있지만, 그 영향은 수정 가능하며 치료는 환자의 건강을 크게 향상시킬 수 있다. 여러 연구에서 치주염을 치료하고 혈당 조절에 긍정적인 영향을 미치는 최선의 방법을 모색했다.[21,28] 바이오필름의 기계적 제거와 구강 항생제 사용의 조합은 당뇨병 환자의 혈당 조절과 치주 질환에 가장 큰 영향을 미친다.[21] 당뇨병 환자의 치주 질환의 적극적인 예방과 치료는 이 만성 질환의 의학적 합병증을 완화하는 효과적인 방법이다.[30] 국민건강증진종합계획(Health Plan) HP2010은 당뇨병 환자의 75%가 매년 치과 검사를 받아야 한다. 전국 평균은 58%이다. 2004년 워싱턴 성인(18 세 이상)의 6.4%가 당뇨병을 앓고 있으며 여성의 약 1%가 임신성 당뇨병을 앓고 있다고 보고했다. 당뇨병을 앓고 있는 성인의 약 60%가 전년도에 치과 방문을 했다. 또한, 치아 손실은 당뇨병을 앓고 있는 성인들에게 더 많이 일어날 가능성이 있었다.

# 임신 합병증과 낮은 출생체중

임신은 여성의 신체에서 큰 변화의 시기이며, 그 변화는 구강과 모체-태아 복합체에 영향을 미친다. 위산 분비와 구강 내로의 산의 역류는 에나멜질 침식의 악화, 우식 위험 증가, 구강 건조증, 치아 이동성 및 손실을 초래한다.[30] 임신은 정상적인 상태이지만 산부인과 의사가 아닌 경우 종종 임신에 대한 잠재적 영향에 대한 우려로 임신 환자를 돌보는 것을 주저한다. 임신은 구강 건강에 영향을 줄 수 있는 중요한 호르몬 변화를 가져와 치주 질환 및 충치에 대한 감수성을 증가시킨다. 임산부의 거의 60~75%가 잇몸에 염증이 생기고 붓는 것을 특징으로 하는 치주질환의 초기 형태인 치은염에 걸린다.[31-36] 치료하지 않으면 치은염이 치주염으로 진행되어 치아 손실을 초래하고 조산 및 저체중 출산의 위험을 포함한 임신 결과에 영향을 줄 수 있다. 임신 중 염증 반응이 증가하면 구강 상태가 악화되어 모성 및 유아 건강을 보호하기 위해 구강 건강관리를 산전 관리 루틴에 통합하는 것이 중요하다는 것을 알 수 있다. 임산부의 22%에서 34%가 임신 중 치과의사와 상담할 것으로 추정되며, 임산부의 50%만이 구강 문제를 해결할 것으로 추정된다.[37] 구강 상태가 임신에 부정적인 영향을 미칠 수 있다는 몇 가지 좋은 증거가 있음에도 불구하고(자간전증, 저체중, 사산, 자연유산의 발생률 증가) 임산부의 구강 상태 관리에 대한 지침은 없다.[38-40] 환자와 제공자를 안심시키기 위해서는 전문 사회가 힘을 합쳐 어머니와 태아에게 영향을 미치는 것으로 알려진 조건을 다루기 위한 몇 가지 지침을 만들어야 할 때인지도 모른다. 임신 중 발생하는 잇몸의 변화는 에스트로겐과 프로게스테론 수치의 변화와 관련이 있다. 이러한 호르몬 변화는 임신 2개월에서 8개월 사이에 가장 극적이며, 치은 변화는 이 기간과 일치한다. 이 호르몬들은 모세혈관 확장을 일으켜 치은 비대와 염증을 일으킨다. 잇몸의 변화에 이어 혐기성 박테리아의 양이 증가하는 것을 포함하여 구강 세균총의 변화가 있다. 이러한 혐기성 세균은 전신적인 영향을 미치는 염증 과정을 시작한다.[18] 이 멀리 떨어진 구강 감염은 세균성 질염과 유사한 염증 과정을 유발하여 자궁근막 수축과 조산을 일으킨다.[5] 조산아, 저체중아는 아마도 치주 질환의 가장 잘 연구된 산과적 합병증일 것이다. 산모에서 치주 질환이 존재하는 경우 7.5배 더 합병증의  위험을 초래한다.[19] 불행하게도 임신 중 치주 질환 치료의 영향에 대한 데이터는 혼합되어 있다. 여러 체계적인 검토가 완료되었으며 일부는 치주 질환을 치료하면 긍정적인 영향을 미치는 반면, 다른 일부는 변화가 없거나 통계적으로 유의한 변화를 보이지 않았다.[11,30] 확실한 증거가 부족함에도 불구하고, 산모와 태아의 건강을 최적화하는 것은 무엇이든 유익하다는 것은 직관적이다. 임신을 계획하고 있는 여성, 특히 알려진 치주 질환을 앓고 있는 여성들은 철저한 치주 검사와 필요한 치료를 받는 것을 고려하는 것이 현명한 일이다.[36)]

# 심혈관질환

구강 건강과 심혈관 질환 사이의 연관성은 예방적 건강관리의 중요한 측면을 강조하면서 과학적 초점이 증가하는 주제이다. 만성적인 잇몸 염증과 치아를 지지하는 뼈와 조직의 파괴를 특징으로 하는 치주질환은 동맥경화, 심장마비, 뇌졸중 등 심혈관질환의 잠재적 위험요인으로 확인됐다. 이 연관성의 기전은 다각적이지만 구강 병원균에 의해 시작된 전신 염증을 포함하는 것으로 생각된다. 이 박테리아는 병든 잇몸을 통해 혈류로 들어갈 수 있어 동맥 플라크 형성에 기여하고 심혈관 질환의 주요 원인인 죽상동맥경화증을 촉진한다. 이 경로는 치아 건강을 보존 할뿐만 아니라 전신 상태를 예방하기 위해 구강 위생을 유지하는 것이 중요하다는 것을 강조한다.[37] 연구에 따르면 구강 건강이 좋지 않은 사람들, 특히 치주 질환을 앓고 있는 사람들은 심혈관 질환을 일으킬 위험이 높다. 잇몸 질환과 관련된 염증 과정은 심혈관 사건의 위험 증가와 관련이 있는 C 반응성 단백질(C-reactive protein, CRP)과 같은 염증의 전신 표지자(marker)를 높일 수 있다.

심혈관질환(cadiovascular disease, CVD)은 미국에서 두 번째로 큰 사망 원인이며, 가장 많은 경제적 비용을 지불한다. 미국 심장 협회(American Heart Association)는 2017년에 868,662명의 미국인이 심혈관질환으로 사망했다고 보고했다.[41] 2015~2018년 1억 2690만 미국 성인dl 심혈관질환을 앓았으며, 직간접 비용이 3,634억 $(직접 비용 2160$, 사망으로 1,474억 $) 이었다.[41] 비히스패닉 흑인 여성의 58.8%, 비히스패닉 흑인 남성의 60.1%가 심혈관질환이다. 2018년 심혈관지환으로 인한 사망이 42.1%이다. 이어서 뇌졸중 17.0%, 고혈압 11.0%, 심장마비 9.6%, 동맥질환 2.9%기타 심혈관질환이 17.4%이다. 2005년부터 2014년까지의 데이터에 따르면 미국에서 심장 마비의 연간 발생률은 605,000건이며, 200,000건의 재발로 추정된다. 첫 번째 심장 발작의 평균 연령은 남성의 경우 65.6세, 여성의 경우 72.0세였다. 약 39 초마다 미국인은 심장 마비를 일으키는 것이다. 2008년부터 2018년까지 관상동맥질환으로 인한 연간 사망률은 27.9% 감소했으며 실제 사망자 수는 9.8% 감소했지만 부담과 위험 요소는 놀라울 정도로 높다. 2016년에서 2017년까지의 심장질환의 직접 및 간접비용(평균 연간)은 2,196억 달러였다. 심장 발작(121억 달러)과 심혈관질환(90억 달러)은 2013년 미국 병원에서 치료받은 가장 비싼 10가지 조건 중 2 가지이다.

2018에서 뇌졸중은 미국에서 19명의 사망자 중 약 1명을 차지했다.[41] 2016년에는 평균적으로 3분 33초마다 뇌졸중으로 사망했다. 미국의 모든 사망 원인 중 다른 심혈관질환과 별도로 고려할 때 심장마비 순위는 5번째로, 2018년에 147,810명의 사망자를 냈다. 2018년에 연령 조정 된 뇌졸중 사망률은 10만 명당 37.1명으로 2008년보다 11.9% 감소한 반면 같은 기간 동안 실제 뇌졸중 사망자수는 10.2% 증가했다. 2005년 자료에 따르면 뇌졸중은 미국에서 심각한 장기 장애의 주요 원인이었다. 남성의 약 3%와 여성의 2%가 뇌졸중으로 인해 장애가 있다고 보고했다. 2019년에는 전 세계적으로 뇌혈관질환으로 인한 사망자가 660만 명(허혈성 뇌졸중으로 인한 사망자는 330만 명, 뇌출혈(intracerebral hemorrhage, ICH)로 인한 사망자는 290만 명, 지주막하 출혈로 인한 사망자는 0.4명)이었다. 동유럽, 중부 및 동남아시아, 오세아니아의 여러 국가에서 뇌졸중 사망률이 가장 높습니다. 동유럽과 중앙아시아의 국가들은 허혈성 뇌졸중으로 인한 사망률이 가장 높다. 뇌출혈 사망률은 오세아니아, 중앙아시아, 동남아시아 및 사하라 사막 이남 아프리카 지역에서 가장 높다.[41] 지주막하출혈(Subarachnoid hemorrhage. SAH)로 인한 사망률은 아시아 일부 지역에서 가장 높다. 2018년 미국의 갑작스런 심장마비 사망률은 393,872명이다. 2019년 데이터에 따르면, (Out of Hospital Cardiac Arrests, OHCA)의 대부분은 집이나 거주지(70.0 %)에서 발생한다. 병원 밖에서 발생한 심장 정지의 두 번째와 세 번째로 흔한 장소는 공공장소(18.8%)와 요양원(11.2%)이었다. 2019년 자료에 따르면, 병원 밖에서 발생한 심장 정지는 일반인 경우38.3%의 사례에서, 응급의료서비스(emergency medical service, EMS) 제공자에 의해 12.7%의 사례에서 보고되었다. 2005년에 심혈관 질환의 가장 흔한 형태인 관상동맥질환은 10만 명당 125명(미국 자료는 2004년부터)의 연령 조정 사망률을 가지고 있었는데, 이는 전국 연령 조정률인

10만 명당 151명보다 낮았다. 2005년에 성인 워싱턴 사람의 약 7.3%가 심장마비, 협심증, 관상동맥질환 또는 뇌졸중을 포함하는 것으로 행동 위험 요소 감시시스템(Behavioral Risk Factor Surveillance System, BRFSS)이 정의한 심혈관 질환이 있다고 보고했다.

# 호흡기질환

구강 건강과 호흡기 감염 사이의 연관성은 입이 호흡기의 주요 진입점 역할을 한다는 이해에 근거한다. 구강 위생 상태가 좋지 않으면 병원성 박테리아가 축적되어 폐로 흡입되어 폐렴과 같은 감염을 일으키고 만성 폐쇄성 폐질환(chronic obstructive pulmonary disease, COPD)과 같은 상태를 악화시킬 수 있다. 이 관계는 정기적인 치과 치료와 효과적인 구강 위생 관행의 필요성을 강조하면서 호흡기 감염을 예방하는 데 있어 좋은 구강 건강을 유지하는 중요한 역할을 강조한다.[38,39] 또한, 연구에 따르면 치주 질환을 치료하면 특히 호흡기 질환이 있는 사람들의 호흡기 건강이 개선 될 수 있다. 구강 염증 및 세균 부하의 감소는 병원체 흡인 및 후속 폐 감염의 위험을 감소시킬 수 있다. 이러한 결과는 호흡기 질환 관리 및 예방 전략의 구성 요소로서 구강 건강을 포함하는 다학제간 의료 접근법의 중요성을 강조다. 구강 건강을 해결함으로써 의료 제공자는 구강 및 전신 건강의 상호 연관성을 보여주는 호흡기 감염 위험 감소에 기여할 수 있다.[40,42] 몇몇 연구들은 나쁜 구강 건강과 호흡기 질환 사이의 연관성을 보여주었다. 치과 플라크는 알코올 중독자, 당뇨병 환자 및 요양원이나 입원한 사람들과 같은 고위험 환자에서 잠재적인 호흡기 병원균의 저장소로 작용하는 것으로 보인다. 이 사람들은 삼키는 반사 작용이 손상되어 잠재적인 호흡기 병원균에 의한 구강 인두 집락화(colonization)가 발생하기 쉽다. 주로 폐 감염, 폐렴 및 만성 폐쇄성 폐질환으로 발견되었다. 항생제 내성균이 지속적으로 출현함에 따라 폐렴은 가까운 미래에 점점 더 심각해질 것으로 보인다. 따라서 폐렴에 대한 구강 건강 악화의 보통 영향조차도 공중 보건에 큰 영향을 미칠 것이다.

# 류마티스 관절염

구강 건강과 류마티스 관절염(rheumatoid arthritis, RA)의 상호 연관성은 구강 상태가 전신 염증성 질환에 미치는 광범위한 영향을 강조한다. 치주 질환은 특히 면역 반응의 조절 장애 및 염증성 사이토카인의 역할을 포함하여 류마트스 관절염과 병원성 기전을 공유한다. 치주 질환의 존재는 류마티스 관절염의 증상을 악화시킬 수 있으며, 구강 박테리아와 계속되는 염증이 류마티스 관절염의 중증도와 진행에 기여할 수 있음을 시사한다. 이 연관성은 치주 건강관리가 류마티스 관절염 증상 관리에 유익한 영향을 미칠 수 있기 때문에 류마티스 관절염 환자의 포괄적인 구강 관리의 중요성을 강조한다. 또한, 구강 미생물 불균형(dysbiosis)의 개념 또는 구강 마이크로비옴(microbiome)의 불균형은 치주 질환과 류마티스 관절염 사이의 연관성을 이해하는 데 중요하다. 구강은 류마티스 관절염과 같은 질병에 영향을 미치는 전신 염증 반응을 유발할 수 있는 미생물 병원균의 저장소 역할을 한다. 연구에 따르면 정기적인 치과 진료 및 위생 관행을 통해 구강 건강을 개선하면 관리가 개선되고 류마티스 관절염의 발병 위험이 감소 할 수 있다.[43]

# 조산아 및 저체중아

조산 및 저체중 출생아는 전 세계적으로 주요 공중 보건 문제이며 이환율, 사망률 및 사회적 비용이 상당하다. 2005년에 싱글톤(singletons, 다원성 이외의 요소를 탐구 할 수 있도록 사용되며, 단 하나의 유일한 객체를 만들기 위한 코드 패턴으로, 메모리 절약을 위해 인스턴스가 필요할 때 똑같은 인스터스를 새로 만들지 않고 기존의 인스턴스를 가져와 활용하는 가법이다.)의 저체중 출생률은 4.8%로 워싱턴 주에서 3,902명의 출생을 나타냈으며 전체 출생률(다중 출생 포함)은 6.2%(5,199명)이었다. 이에 비해 2004년 국가 데이터는 싱글톤 비율이 7.0%이고 전체 비율이 8.1%임을 보여준다. 워싱턴 주에서는 1993년부터 조산이 증가하여 2005년에는 조산 비율이 10.4%로 증가했다. 싱글톤 조산의 비율은 싱글톤 저체중 출생률의 거의 두 배이다. 2001년부터 2003년까지 싱글톤 조산아의 약 70%가 정상 출생체중이었다. 따라서, 다양한 다른 요인들이 조산율에 영향을 미치고 있다. 감염은 조산의 주요 위험 요소가 될 수 있다. 일부 연구는 치주 질환과 조산 사이의 강력한 잠재적 연관성을 제시한다. 감염은 조산의 주요 위험 요소가 될 수 있다. 일부 연구는 치주 질환과 조산 사이의 강력한 잠재적 연관성을 제시한다. 임신 중에는 구강 위생을 포함하여 개인위생이 부족한 경향이 있는 심리학 및 행동에 변화가 있다. 임신한 여성은 또한 신진 대사 및 호르몬 변화를 경험하여 임신 치은염 및 화농성 육아종을 유발할 수 있다. 구강 위생에 대한 관심 증가는 이러한 신진대사 변화의 영향을 최소화하는 데 도움이 될 수 있다. 산모의 구강 박테리아에 의해 생성된 독소 또는 기타 생성물은 일반적인 혈액순환에 도달하여 태반을 건너 태아에게 해를 끼칠 수 있다. 또한, 감염에 대한 모계 면역계의 반응은 태아의 성장과 분만을 방해할 수 있는 자연 화학 방어 기전의 지속적인 방출을 유도한다.

# 구강질환이 전신질환에 미치는 영향

입-폐, 장 및 비뇨 생식 기관은 수많은 박테리아가 신체에 접근 할 수 있는 잠재적인 진입 부위이다. 어떤 이유로 든 환자의 일반적인 상태가 약화되면 일반적으로 무해한 구강 박테리아가 해로울 수 있으며 국소적인 기회 감염을 일으키거나 신체의 다른 부위에 영향을 줄 수 있다.[48,49] 몇몇 전신 질환은 전염성 구강 미생물, 특히 구강 미생물이 전신적으로 접근할 수 있는 면역학적 및 영양 결핍 환자에서 발생할 수 있다. 따라서 기존 구강 감염의 통제는 분명히 매우 중요하며 전신 합병증을 예방하는 데 필요한 예방책이다.[50] 이 부분에 대해서는 더 많은 연구가 진행 중이다.

# 균혈증 및 심내막염

구강 감염이 전신 건강에 미치는 부정적인 영향은 일반적으로 구강 미생물 또는 그 생성물이 균혈증(bacteremia)으로 알려진 혈류로 유입되는 데서 기인한다. 누적된 치주 박테리아 또는 그 생성물이 치주 조직을 직접 침범할 수 있으며, 이후 전신 순환에 접근하여 손상된 심장 판막이나 심장 표면에 부착한다. 균혈증을 예방하는 가장 좋은 방법은 좋은 구강 위생을 통해 잇몸 염증과 치주 세균의 축적을 최소화하는 것이다. 치과 및 기타 수술 절차는 심내막염(endocarditis)에 취약한 환자를 쉽게 만들 수 있다. 항생제는 심내막염을 예방하기 위해 주요 구강 외과 수술 전에 필요할 수 있다.

# HIV/AIDS

구강 병변은 HIV 양성인 사람들의 40-50%와 에이즈 진단을 받은 사람들의 80%에서 발생한다.[51] 병변은 HIV 감염 지표뿐만 아니라 에이즈에 대한 HIV 질병의 진행 예측 인자로서 최초로 나타나고 제공됩니다.,그들은 치료 및 백신 임상 시험, 기회 감염 및 항 HIV 치료의 결정 요인, 준비 및 분류 시스템에서 진입 또는 종점으로 사용될 수 있습니다.[51] 신약 요법이 HIV 환자의 평균 수명을 증가시킴에 따라 치주 질환과 같은 만성 질환은 감염된 환자의 관리에 더욱 중요한 문제가 될 가능성이 있다.[52]

# 정신 건강 질환 (스트레스, 우울증, 섭식 장애)

연구에 따르면 스트레스가 많은 환경 자극과 치주 상태 사이의 연관성이 밝혀졌다.[53] 충분한 수준에서 스트레스는 순환 코티솔을 증가시키고 면역 반응을 억제 할 수 있다. 우울증 환자는 자가 관리에 대한 관심 부족으로 구강 위생 상태가 좋지 않은 경우가 많다. 건조한 입은 우울증과 이를 치료하는 데 사용되는 약물의 결과로 발생할 수 있다.[52] 신경성 식욕 부진, 과식증, 폭식 및 피카(pica)와 같은 식이 장애는 식이 및 심리적 영향에 심각한 장애가 있는 것이 특징이다.[54] 섭식 장애가 있는 10명 중 1명만 치료를 받는다. 섭식 장애는 치아 파괴(주위 용해, perimolysis), 이하선 부종 및 타액의 생화학적 이상을 유발할 수 있다. 연구는 아직 구강 병변과 영양 결핍 및 섭식 장애의 연관성에 대한 통찰력을 거의 제공하지 못한다.[55] 2004년 워싱턴에서는 8 년, 10학년 및 12학년의 워싱턴 청소년 중 약 30 %가 전년도 우울증에 시달리고 있다고 보고했다. 2003 년에는 5-10세 자녀를 둔 워싱턴 부모의 18%와 3-5세 자녀를 둔 부모의 약 9%가 자녀가 감정, 집중력, 행동 또는 사람들과의 관계에 어려움을 겪고 있다고 보고했다.[56)]

# 약물 치료

구강과 그 기능은 전신 질환과 상태를 치료하는 데 사용되는 약물 및 기타 치료법에 의해 악영향을 받을 수 있다. 처방전과 비처방약은 구강 건조증의 부작용이 있는 경우가 많지만, 그 밖의 일반적인 결과로는 구내염, 침의 흐름 감소, 맛의 변화, 구강궤양, 식사, 씹기, 삼키기의 어려움 등이 있으며, 이 모든 것이 영양, 치료 순응도, 전반적인 삶의 질에 영향을 미칠 수 있다.[57] 노인들은 만성 질환을 관리하기 위해 사용하는 약물의 양이 많기 때문에 구강 건조증의 위험이 더 높다. 세계 인구의 노령화와 함께 이 문제는 증가할 가능성이 높다.

# 골다공증

전신 골다공증은 뼈의 손실로 인해 뼈가 부서지기 때문에 발생한다. 이는 얼굴 뼈에서 볼 수 있는 상태이다. 치주염은 부착력의 상실과 뼈의 손실을 가져온다. 따라서 치조골의 골밀도가 낮은 골다공증 환자는 치주염의 급속한 진행에 더 취약할 수 있다.[58,59] 2000년 BRFSS에 관절염이 있다고 보고한 워싱턴 주민의 40%; 그들 중 35%는 골다공증을 앓고 있다고 보고했다.[60,61]

# 다이어트와 영양

구강 건강이 좋지 않으면 식욕과 먹는 능력에 영향을 미치고 영양실조를 초래하여 일반적인 건강과 복지를 손상시킬 수 있다. 실제로 부적절한 음식이나 영양소 섭취는 치아 우식증, 치주 질환, 구강 및 치과 통증, 치아 손실, 구강 건조, 잘 맞지 않는 의치, 입술이나 혀가 갈라지거나 아프거나 온도에 민감할 수 있다.[62,63] 과일, 채소 및 전곡 식품이 풍부하고 자유당과 지방이 적은 식이 요법은 구강 건강의 여러 측면에 도움이 될 수 있다. 2004년 워싱턴의 8, 10, 12학년 학생들 중 약 20%가 하루에 적어도 두 잔의 탄산음료를 마신다고 보고했다. 또한 8 학년 학생의 26%, 10 학년 학생의 23%, 12 학년 학생의 22 %만이 하루에 권장되는 5인분의 과일과 채소를 먹었다. 8, 10, 12학년 청소년의 5-6%가 지난 30일 동안 살을 빼기 위해 구토를 하거나 변비약을 복용했다고 보고했다.[64]

# 비만

비만은 사망률이 높고 동반 질환이 있는 만성 질환이다. 비만은 우식증, 치주염 및 구강 건조증과 같은 구강 건강의 여러 측면과 관련이 있다. 구강 보건 전문가들은 사람들의 식습관이 좋지 않고 양과 빈도가 높기 때문에 구강 위생 및 예방 조치(불소)가 어떻게 관리되고 있는지에 대해 점점 더 우려하고 있다.[65)] 2004년에는 워싱턴의 8, 10, 12학년 학생들 중 약 10%가 과체중이라고 스스로 보고했다.[66)] 2000년, 18세 이상 워싱턴 성인의 40%가 체중 감량을 시도하고 있다고 보고했다.[61)]

# 음주

병인 측면에서 담배 사용, 과도한 알코올 섭취 및 식이 요법의 복합 효과는 두경부 암의 90% 이상을 차지한다. 알코올은 모든 상부 공기 소화관(upper aero digestive)의 위험 요소로서 담배와 시너지 효과를 낸다. 서구 세계에서 구강암의 증가는 알코올 사용 증가와 관련이 있다.[67] 알코올 사용은 구개열의 위험 증가와도 관련이 있다.[68] 2004 년 워싱턴의 8학년 학생의 약 10%, 10학년 학생의 19%, 12학년 학생의 26%가 지난 2 주 동안 폭음(5 개 이상의 알코올 음료를 연속적으로 섭취하는 것으로 정의 됨)을 보고했다.[64] 2002-2004년 동안, 새로운 학부모들의 약 15%가 임신 3개월 전에 폭음을 했다고 보고했지만, 임신 마지막 3개월 동안 폭음을 했다고 보고한 사람은 1%도 되지 않았다.[69]

# 레크리에이션 약물 사용

메스암페타민(Methamphetamine)은 저렴하고 만들기 쉽고 중독성이 강한 약물이다. 메스암페타민의 사용은 미국과 다른 나라에서 증가하고 있다. 메스암페타민은 약물의 산성 성질, 구강 건조(치아 주위의 보호 타액의 양을 줄임), 고칼로리 탄산음료에 대한 갈망, 치아를 갈거나(grind) 이를 악무는(clench) 경향 때문에 무성한(rampant) 또는 심한(severe) 치아 우식증을 유발한다. 이 약의 효과는 장기간(12시간) 지속되며, 이 기간 동안 사용자들은 치아를 세척하지 않을 가능성이 높다.[70] 2004년에 6, 8, 10, 12학년의 워싱턴주 청소년 중 약 2~8%가 평생 동안 메스암페타민, 코카인(cocaine), 엑스터시(ecstacy) 또는 스테로이드(steroid)를 사용했다고 보고했다. 또한 담배와 마약 사용은 밀접하게 연관되어 있다. 예를 들어, 조사된 10학년 학생들 중, 약 38%의 흡연자들이 지난 30일 동안 마리화나를 사용했다고 보고한 반면, 비흡연자들의 경우 4%만이 마리화나를 사용했다고 보고했다.[64]

# 외상성 부상

치과 외상으로 인한 스포츠, 직장, 폭력, 교통, 가정 및 놀이 사고의 영향이 문서화되었다. 이러한 사건은 어린이와 성인에게 심각한 신체적, 정신적 외상을 초래할 수 있다. 치아와 얼굴 구조가 영향을 받을 수 있으며 치료는 일반적으로 광범위하고 비용이 많이 든다. 스포츠 활동을 위한 마우스 가드 및 헬멧, 어린이를 위한 안전한 놀이터, 자동차 운전 또는 승차 중 안전벨트, 노인을 위한 지팡이 또는 지지 장치 및 학대 및 방치에 대한보고 시스템 [치과 인식(Dental Aware)을 통한 학대 및 방치 방지(Prevent Abuse and Neglect, PANDA)]로 알려진 학대와 방치를 위한 보고 시스템은 권장 예방 조치 중 일부이다. 워싱턴주는 PANDA 프로그램을 중단했다.[71-73]

# 기타 상태

골다공증에서 뼈 손실과 형태 사이의 불균형은 골밀도를 감소시킨다. 턱뼈의 골밀도가 감소하면 치조골 흡수가 증가하여 치주낭의 깊이와 수가 증가하고, 치주 병원균에 의한 침입이 가능하다.[21] 이러한 만성 감염은 뼈 손실의 알려진 예측 인자인 인터류킨 6(IL-6)의 국소 및 전신 증가로 이어진다. 이미 앞에서 기술한 많은 조건들과 마찬가지로 치주 질환이 골다공증과 인과관계가 있다고 말하는 것은 불가능하지만, 연구들은 그 조건들 사이의 긍정적인 관계에 기울어져 있는 것 같다.[5,21] 현재 치주 질환을 치료하는 것이 골다공증에 영향을 미칠 것이라는 강력한 증거는 없다.[5,21] 치주 질환 및 구강 건강을 악화시키는 기타 상태는 만성 신장 질환 환자에게 흔하다. 이러한 구강 상태는 전신 염증, 감염, 단백질 낭비 및 죽상 경화성 병변의 발생을 초래할 수 있으며, 이들 모두는 만성 신장 질환 환자의 이환율과 사망률을 악화시킨다. 치주 질환을 치료하는 것이 만성 신장 질환 환자에게 긍정적인 영향을 미칠지는 확실하지 않지만, 환자의 전반적인 건강 상태를 최적화하는 것이 부정적인 영향을 미칠 수는 없다.[38)]

# 글로벌 비용

전통적인 치료 치과 치료(복원 또는 충전재)는 공중 보건 지출의 5~10 %가 구강 건강에 투자되는 많은 선진국에서 상당한 경제적 부담이다. 2002년에 실시 된 한 연구에 따르면 아말감 복원의 전통적인 방법을 사용하여 미국 아동 인구의 영구 치열을 치료하려면 6~18 세 아동 1,000명당 1,600~3,500 달러의 비용이 소요되며, 총 금액은 대부분의 국가에서 구강 건강에 사용할 수 있는 공공 예산을 넘어설 것이다.[74] 이러한 결과는 우식을 통제하기 위한 합리적인 계획이 우식과 치아 외상의 원인을 줄이기 위한 공중 보건 예방 및 건강 증진 프로그램이 될 것임을 시사한다. 예방 원칙을 채택하는 전략은 더 적절하고, 저렴하며, 지속 가능하다.

# 국가 비용

2003 년 미국의 지역 사회의 시설에서의 생활에 기거하지 않는 인구 중 치과 진료 지출은 670억 달러로 전체 의료 지출의 7.5%를 차지했다. 그해 치과 진료비를 낸 사람의 비율은 42.7%로, 41.8%가 치과 진료비를 낸 1996년의 경험과 거의 일치한다. 같은 기간 1인당 평균 치과 진료비는 384달러에서 540달러로 40.6% 증가해 소비자물가지수가 제시한 것보다 훨씬 많았다.[75] 치과 지출은 지불 출처의 분배에서 전반적인 건강 지출과 다르다. 2003년에는 전체 의료비의 42.4%가 민간보험에 가입되어 있었고, 치과 의료비의 43.1%도 비슷한 비율이었다. 그러나 메디케어(Medicare, 미국 정부가 시행하고 있는 사회보장제도이다. 65세 이상 혹은 소정의 자격 요건을 갖춘 사람에게 건강보험을 제공한다. 1965년 7월 30일 린든 존슨 대통령 때 제정되었다. 사회보장 관련법을 개정하면서 이 내용이 들어갔다.)나 메디케이드(Medicaid, 미국의 국민 의료 보조 제도로써 65세 미만의 저소득층과 장애인을 위한 것이

다. 미국 연방정부와 주정부가 공동으로 재정을 보조하고 운영은 주에서 맡게 되어 있는데 미국에서 의료에 관련된 프로그램 중 가장 큰 규모를 자랑하고 있다. 메디케이드는 치과 진료 또한 포함하고 있는데 21살이 넘는 성인에게는 선택이지만 미성년자와 메디케이드 혜택을 받을 수 있는 자격을 가진 사람들에게는 필수로 제공된다. 메디케이드의 혜택을 받기 위해서는 단지 소득이 낮다는 것만으로는 부족하고 미국시민권자나 등록된 외국인이어야 하는 등 다른 여러 기준들에 적합해야 한다. 저소득층 중에 이런 기준을 충족하지 못하는 사람들이 상당히 많아서 대략 60%가 메디케이드의 혜택을 받지 못하고 있다.)와 같은 정부 프로그램들은 훨씬 적은 양의 치과 진료비를 부담했다. 또한 2003년 치과 지출을 한 사람은 비용의 48.2%를 자기 부담으로 지불했다. 이는 전체 의료비 지출에 대해 자기 부담으로 지불하는 비율의 약 2.5배에 해당한다.[75] 두개안면 장애가 있는 사람들의 경우, 예상 비용은 훨씬 더 높다. 만성 통증 상태의 전반적인 비용은 790억 달러로 추정된다.[76] 기타 비용에는 턱관절 장애, 삼차 신경통, 대상 포진 또는 구강 증후군과 같은 만성 두개 안면 통증 상태를 치료하기 위한 직접 의료 및 간접비용이 수백억 달러, 구순 및 구개열과 같은 두개 안면 선천적 결함을 치료하는 최소 10만 달러의 개인 평생 비용;[45] 구강 및 인두 암 비용; 자가 면역 질환 비용; 두부 및 얼굴에 영향을 미치는 의도하지 않은 의도적 상해와 관련된 비용. 마지막으로, 그러한 지출은 사회적, 심리적 결과를 포함한다. 치료되지 않은 충치를 가진 상당수의 어린 아이들이 병원 응급실에서 목격되고 있으며, 많은 사람들에게 그것은 그들의 첫 번째 치과 방문이다. 1996~97년에 입원한 어린이에게 제공되는 치과 치료의 평균 비용은 병원 수술실에서 치료받지 않은 사람들의 경우 104달러에 비해 1,508달러였다. 예방은 효과가 있다. 조기 예방 치과 방문을 한 취학 연령의 메디케이드 아동은 후속 예방 서비스를 사용하고 치과 비용을 낮출 가능성이 더 크다.[77] 이것은 미취학 아동들이 지난 몇 년 동안 우식 유병률이 더 많이 증가한 것을 보여주었기 때문에 중요하다. 메디케이드에 등록된 어린이 중 첫 번째 예방 치과 방문 당시의 연령을 기준으로 한 어린이 당 평균 비용은 1세 때 262달러에서 4~5세 때 546달러로 증가한다.

# 사회적 비용

구강 건강이 좋지 않으면 사람들의 고용 가능성을 제한 할 수 있으며, 일자리가 있는 사람들의 생산성을 낮출 수 있다. 1996년 미국은 급성 치과 질환의 결과로 18세 이상의 고용인 1,000명당 3.7일간의 활동 제한을 경험했다. 이것은 모든 급성 질환에 대해 10만 명당 624건의 활동 제한일수와 비교되지만, 그럼에도 불구하고 사회에 대한 총 비용은 상당하다. 제한된 활동 일수는 18~24세 성인, 여성, 흑인 및 연간 소득이 10,000달러 미만인 사람들에서 가장 많았다. 구강암과 인두암은 모든 구강질환 중 사망률이 가장 높다. 1988년 연구에 따르면 구강암과 인두암으로 사망한 사람 1인당 16.2년의 생명이 손실되었으며, 이는 모든 암 부위에서 평균 15.4년을 초과한다. 학교에서 아이들의 성적에 대한 광범위한 치아 우식증의 비용은 잘 정립되어 있지 않지만, 미국 연구에 따르면 1996 년에 구강 건강 문제로 인해 매년 5천 1백만 시간의 수업 시간이 손실되었다. 치아 우식증과 그와 관련된 통증은 소수 집단의 어린이가 많고 빈곤층에 살고 있는 학교 시스템의 학교 간호사에게 매일 발생한다. 5~17세 청소년의 경우 학생 1인당 연간 3.1일의 학교 일수가 손실된다. 1996년 전국 조사에 따르면 모든 연령대에서 의학적으로 진료를 받은 모든 급성 질환의 비율은 68%였고, 급성 치과 질환의 경우 60%가 진료를 받았다. 가난한 아이들은 치과 관련 질병으로 인해 고소득 가정의 아이들보다 거의 12배 더 활동 제한을 받는 날을 가지고 있다.[45] 치아 상태가 우수하거나 매우 양호한 어린이는 다른 어린이보다 질병이나 부상으로 2주 이상 학교를 결석할 가능성이 적다. 지난해(1995년) 11일 이상 결석한 어린이 중 56.6%가 치아 상태가 우수하거나 매우 양호한 것으로 보고됐으며, 10일 이하 결석한 어린이는 65.4%에 달했다.

# 기회비용

앞에서 설명한 많은 비용은 어린이에게 가장 흔한 만성 질환이며 대부분 예방할 수 있는 치아 우식증과 관련이 있다. 치아 우식증은 일반적으로 치료가 필요하다. 충치는 더 커지고 치료되지 않은 채로 오래 유지될수록 치료하는 데 더 많은 비용이 든다. 예방은 충치에 훨씬 더 비용 효율적이고 고통 없는 해결책이다. 미국질병통제예방센터(CDC)는 우식증을 예방하기 위해 두 가지 증거 기반 공중 보건 활동, 즉 지역사회 수돗물 불소화 및 학교 기반 또는 학교 연계 실런트 프로그램을 권장한다. 지역사회 수돗물 불소화는 물 속에 있는 천연 불소를 충치 예방에 효과가 있는 수준으로 조정하는 것을 말한다. 수돗물 불소화는 다양한 질병 유병률을 가진 지역 사회에서 치아 우식증을 효과적으로 예방하고 치과 제공자의 존재를 필요로 하지 않으며, 공공 수도 시스템을 사용하는 모든 시민들이 쉽게 이용할 수 있다. 수돗물 불소화가 있는 지역사회의 아이들은 충치를 29% 적게 경험한다. 학교 기반 프로그램에서 치과 실런트를 받는 어린이는 단일 적용 후 최대 2 년에서 5년 동안 치면열구 표면에 새로운 우식증이 60% 적다.[45)]

# 예방과 관리

구강건강 문제를 효과적으로 예방하고 관리하기 위해서는 포괄적인 접근이 필수적이다. 정기적인 치과 검진이 필수적이므로 전문가는 필요한 세정을 수행하고 문제의 초기 징후를 파악하며 구강 위생 유지에 대한 맞춤형 조언을 제공할 수 있다. 환자는 불소치약과 부드러운 나일론 브러시로 하루에 두 번 이상 칫솔질을 하는 것이 좋다. 많은 치약의 핵심 성분인 불소는 지시대로 사용하면 안전하고 효과적이라는 것이 입증되었다는 점에 유의해야 한다. 70년간의 연구, 수천 건의 연구 및 2억 1천만 명이 넘는 미국인의 경험에 따르면 물 불소화가 충치 예방에 크게 도움이 되며 포괄적인 증거(목표 범위 0.6~1.1 mg /L 기후에 따라 다름)에 따라 어린이와 성인 모두에게 안전하다. 매일 치실질을 하는 것은 칫솔이 닿을 수없는 부분에서 음식 입자와 플라크를 제거하는 데 똑같이 중요하다. 또한 구강 세정제를 사용하면 치석을 줄이고 잇몸 질환을 예방함으로써 추가적인 보호를 제공할 수 있다. 다이어트는 구강 건강에 중요한 역할을 한다. 따라서 설탕이 든 간식과 음료를 제한하는 것이 좋다. 더욱이, 금연은 잇몸 질환의 위험 증가를 포함하여 구강에 해로운 영향을 미치기 때문에 중요하다. 이러한 관행에 대해 환자를 교육하면 구강 질환을 예방하고 건강한 구강을 유지하기 위한 사전 조치를 취할 수 있다.[28,44]

# 구강질환이 일반적인 건강과 삶의 질에 미치는 영향

구강 건강은 아름다운 치아보다 훨씬 더 많은 것을 의미한다. 만성 구강-안면 통증, 구강 및 인후암, 구강 연조직 병변, 구순 및 구개열과 같은 선천적 결함 및 두개안면 복합체에 영향을 미치는 기타 질병 및 장애로부터의 자유를 의미한다. 이들은 기능이 종종 당연하게 여겨지지만 일상생활의 질에 필수적인 조직들이다. 우리가 말하고, 미소 짓고, 한숨을 쉬고, 키스할 수 있게 해주며, 냄새, 맛, 촉감, 씹기, 삼키기; 고통 속에서 울부짖게 한다. 얼굴 표정을 통해 감정과 감정을 전달한다. 학교와 직장에서 잘 적응하도록 한다. 그들은 또한 미생물 감염과 환경적 모멸(environmental insults)에 대한 보호를 제공한다. 이러한 기능은 우리가 먹기로 선택한 음식, 사회적 상호 작용, 고용 기회 및 자부심에 적용될 수 있다.[45] 언어적 및 비언어적 의사소통에서 구강과 치아의 중요성을 감안할 때 기능을 방해하는 질병은 자기 이미지를 손상시키고 사회적 관계와 삶의 만족도를 유지하고 구축하는 능력을 변화시킬 수 있다.[45] 구강 건강이 좋지 않으면 불필요한 통증과 불편함이 발생하여 학교에서의 학습, 집중력 및 성과뿐만 아니라 번성할 수 있는 능력에 영향을 줄 수 있다.[46,47] 성인들은 또한 구강 건강이 좋지 않아 직장에서 생산적이지 못할 수도 있다. 많은 전신 질환과 상태가 처음에는 구강 내에서 나타난다. 따라서 치과 전문의에 의한 조기 진단은 적절한 건강 전문가에게 조기에 의뢰할 수 있다.

# 새로운 연구와 미래의 방향

구강 건강에 대한 새로운 연구는 일반적으로 인정되는 것 이상의 전신 질환과의 연관성을 탐구하고 있다. 예를 들어, 구강 건강과 알츠하이머병 및 특정 암과 같은 상태 사이의 관계를 탐구하는 데 관심이 커지고 있다. 연구는 치주 질환과 구강 미생물이 이러한 전신 상태의 발달에 어떻게 영향을 미치거나 연관될 수 있는지를 조사하고 있다. 그러나 이러한 연관성을 완전히 이해하기 위해서는 포괄적이고 결정적인 연구가 필요하다. 구강 건강이 전신 질환에 영향을 미칠 수 있는 가능성은 예방 조치와 치료 방법 모두에 새로운 길을 열어준다. 향후 연구는 이러한 관계의 기초가 되는 기전을 밝히고, 전반적인 복지의 구성 요소로서 구강 건강을 포괄하는 통합 의료 접근법을 육성하는 것을 목표로 한다. 이러한 통찰력은 전신 질환을 예방하고 관리하기 위한 새로운 전략으로 이어질 수 있으며, 유지의 중요성을 강조한다.

구강 건강이 구강의 경계를 넘어서고 전반적인 전신 건강과 깊은 관련이 있다는 인식은 건강관리에 중추적인 인식을 나타낸다. 앞으로 구강 건강과 전신 질환 사이의 상호 관계에 대한 확립된 연구와 신흥 연구에 대한 심층적인 조사를 위한 길을 열어줄 것이다. 치아 복지뿐만 아니라 전체론적 건강의 근본적인 측면으로서 좋은 구강 위생을 유지하는 중요한 역할을 강조한다. 이처럼 환자의 건강을 최적화하는 것은 의료 및 치과 전문직의 목표이다. 죽상동맥경화성 증, 폐 질환, 당뇨병 및 임신 관련 합병증은 인구의 상당 부분에 영향을 미치는 주요 조건이며, 구강 건강과의 관계에 대해 잘 연구되어 왔지만, 어느 정도 연관성이 있는 다른 조건이 있다고 가정하는 것이 안전하다. 구강 질환 치료에 관한 많은 연구가 이러한 전신 상태에 통계적으로 유의한 영향을 미치지는 않았지만, 어느 직업도 환자의 건강을 극대화하는 것이 유리하다는 것을 부인하지 않는다. 질병의 일차 예방은 최선의 방법이지만 종종 달성하기 어렵다. 이 연관성의 기전은 다각적이지만 구강 병원균에 의해 시작된 전신 염증을 포함하는 것으로 생각된다. 이 박테리아는 병든 잇몸을 통해 혈류로 들어갈 수 있어 동맥 플라크(arterial plaque) 형성에 기여하고 심혈관 질환의 주요 원인인 죽상동맥경화증(atherosclerosis)을 촉진한다. 이 경로는 치아 건강을 보존 할뿐만 아니라 전신 상태를 예방하기 위해 구강 위생을 유지하는 것이 중요하다는 것을 강조한다.[42)]

# 전신 건강 상태에 대한 평가 의의

환자의 생명에 심각한 위협이 될 수 있거나 또는 치과 치료에 의해 합병되어 질 수 있는 잠행성 전신질환을 예방한다. 치과 치료를 공급하는 곳에서 처방된 약물에 의한 약효를 판단할 수 있다. 전신질환을 가졌거나 약물을 복용하는 환자에 대한 통상의 치과 치료 계획을 변경할 수 있다. 환자가 지니고 있는 전신질환과 관련하여 자문의사와 의사소통이 용이하다. 환자와 치과의료 서비스 인력간의 원활한 의사소통이 형성된다.

치과 영역에 있어서 전신질환자들에 대한 연구는 그 진단, 치료 및 합병증에 대해 다각적으로 이루어져 왔다. 구강은 내배엽, 중배엽, 외배엽의 서로 다른 기원으로부터 복잡한 발생 및 발육 과정을 거쳐 형성되기 때문에 구조적, 기능적으로 복잡하고 다양한 비정상적인 상태를 나타낼 가능성이 많다. 즉, 구강에는 구강조직 자체의 국소적 병소뿐만 아니라 발생기원상 같은 기원을 가진 조직을 침범하는 질환의 여러 소견 가운데 하나로서 구강병소가 발생할 수도 있으며, 또한 전신조직에 영향을 미치는 여러 종류의 전신질환의 국소소견의 하나로서 구강병소가 발생할 수도 있다. 즉 구강에 발생되는 많은 질환은 인체 각 부분의 병태생리 현상에 의하여 크게 좌우될 수 있다. 그렇기 때문에 구강에 발생되는 다양한 질환에 대한 효과적인 진단, 치료계획 수립, 치료 및 예방을 위해서는 필연적으로 해당 질환의 전신적인 배경이 검토되고 분석되어야 한다. 치과위생사는 환자의 아픈 치아를 치료하는 것이 아니라, 아픈 치아를 가진 환자를 치료하는 치과의사를 보조한다. 그러므로 모든 치과위생사는 치과치료를 시작하기 전에 치과의사에게 환자의 전신질환 상태나 과거의 병력을 소개하고 치과의사와 함께 구체적인 치과치료를 시행하기 전에 해당 전문의의 자문을 받아 환자의 전신질환상태 유무와 그 정도를 평가해 보아야 하며, 필요한 경우에는 해당 전문의에게 의뢰하여야 한다.

## ○ 참고 문헌


1. Alpert PT : (2017) Oral health: the oral-systemic health connection. Home Health Care Manag Pract 2017;29(1):56-59. https://doi.org/10.1177/108482231665165
2. Seymour GJ : (2007) Good oral health is essential for good general health: the oral-systemic connection. Clin Microbiol Infect 13(Suppl 4):1-2. https://doi.org/10.1111/j.1469-0691.2007.01797.x
3. Reissmann DR, John MT, Schierz O, Kriston L, Hinz A : (2013) Association between perceived oral and general health. J Dent 41(7):581-589. doi: 10.1016/j.jdent.2013.05.007.
4. Chapple IL : (2009) The impact of oral disease upon systemic health–symposium overview. J Den 37(8):S568-S571. doi: 10.1016/j.jdent.2009.05.022
5. 심창식, 한겨레:온 : [심창식]세상에 완벽한 사회는 없다-8.히포크라테스의 초승달. https://www.hanion.co.kr/news/articleView.html?idxno=24564, 11.03, 2021
6. Amar S, Han X : (2003) The impact of periodontal infection on systemic diseases. Med Sci Monit. 9(12):RA291-RA299. https://pubmed.ncbi.nlm.nih.gov/14646984/
7. Haumschild MS, Haumschild RJ : (2009) The importance of oral health in long-term care. J Am Med Dir Assoc 10(9):667-671. doi: 10.1016/j.jamda.2009.01.002.
8. Jin LJ, Lamster IB, Greenspan JS, Pitts NC, Scully C, Warnakulasuriya S : (2016) Global burden of oral diseases: emerging concepts, management and interplay with systemic health. Oral Dis 22(7):609-619. doi: 10.1111/odi.12428.
9. Aas JA, Paster BJ, Stokes LN, Olsen I, Dewhirst FE : (2005) Defining the normal bacterial flora of the oral cavity. J Clin Microbiol 43(11):5721-5732. doi: 10.1128/JCM.43.11.5721-5732.2005.
10. Scannapieco FA : (2013) The oral microbiome: its role in health and in oral and systemic infections. Clinical Microbiology Newsl 35(20):163-169. doi.org/10.1016/j.clinmicnews.2013.09.003
11. Pihlstrom BL, Michalowicz BS, Johnson NW : (2005) Periodontal diseases. Lancet 366(9499):1809-1820. doi.org/10.1016/S0140-6736(05)67728-8
12. Larsen T, Fiehn FE : (2017) Dental biofilm infections–an update. APMIS 125(4):376-384. doi: 10.1111/apm.12688.
13. Kilian M, Chapple IL, Hannig M, Marsh PD, Meuric MV, Pedersen AML, Tonetti MS, Wade WG, Zaura E : (2016) The oral microbiome–an update for oral healthcare professionals. Br Dent J 221(19):657-666. https://doi.org/10.1038/sj.bdj.2016.865
14. Dodds MW, Johnson DA, Yeh CK : (2005) Health benefits of saliva: a review. J Dent 33(3):223-233. doi: 10.1016/j.jdent.2004.10.009.
15. Kaidonis J, Townsend G : (2016) The 'sialo-microbial-dental complex' in oral health and disease. Ann Anat 203:85-89. doi: 10.1016/j.aanat.2015.02.002.
16. Petersen OE, Ogawa H : (2005) Strengthening the prevention of periodontal disease: the WHO approach. J Periodontol 76(12):2187-2193. doi: 10.1902/jop.2005.76.12.2187.

17. Naito M, Yuasa H, Nomura Y, Nakayama T, Hamajima N, Hanada N : (2006) Oral health status and health related quality of life: a systemic review. J Oral Sci 48(1):1-7. doi: 10.2334/josnusd.48.1.
18. Garcia RI, Henshaw MM, Krall EA : (2001) Relationship between periodontal disease and systemic health. Periodontol 2000 25:21-36. doi: 10.1034/j.1600-0757.2001.22250103.x.
19. Scannapieco FA : (2005) Systemic effects of periodontal diseases. Dent Clin North Am. 49(3):533-550.vi, doi: 10.1016/j.cden.2005.03.002.
20. Tabeta K, Yoshie H, Yamazaki K : (2014) Current evidence and biological plausibility linking periodontitis to atherosclerotic cardiovascular disease. Jpn Dent Sci Rev 50(3):55-62. doi.org/10.1016/j.jdsr.2014.03.001
21. Kuo LC, Polson AM, Kang T : (2008) Associations between periodontal diseases and systemic diseases: a review of the inter-relationships and interactions with diabetes, respiratory diseases, cardiovascular diseases and osteoporosis. Public Health 122(4):417-433. doi: 10.1016/j.puhe.2007.07.004.
22. Mayo Clinic : Gestational diabetes, https://www.mayoclinic.org/diseases-conditions/gestational-diabetes/symptoms-causes/syc-20355339
23. Cleveland Clinic : Gestational Diabetes. https://my.clevelandclinic.org/health/diseases/9012-gestational-diabetes,
24. American Diabetes Association : Gestational diabetes and a healthy baby? Yes. https://diabetes.org/about-diabetes/gestational-diabetes
25. US Department of Health and Human Services : National Heart, Lung, and Blood Institute. Fact Book. Fiscal Year 2012. February 2013. https://www.nih.gov/about-nih/what-we-do/nih-almanac/national-heart-lung-blood-institute-nhlbi
23. World Health Organization : Cardiovascular Diseases (CVDs). Fact Sheet. Updated 11 June, 2021. https://www.who.int/en/news-room/fact-sheets/detail/cardiovascular-diseases-(cvds)
24. Joshipura KJ, Rimm EB, Douglass CW, Trichopoulos D, Ascherio A, Willett WC : (1996) Poor oral health and coronary heart disease. J Dent Res 75(9):1631-1636. doi: 10.1177/00220345960750090301.
25. Lamster IB, Lalla E, Borgnakke WS, Taylor GW : (2008) The relationship between oral health and diabetes mellitus. J Am Dent Assoc 139(Suppl 5):19S-24S. doi: 10.14219/jada.archive.2008.0363.
26. Garton BJ, Ford PJ : (2012) Root caries and diabetes: risk assessing to improve oral and systemic health outcomes. Aust Dent J 57(2):114-122. doi: 10.1111/j.1834-7819.2012.01690.x.
27. Jeffcoat MK, Jeffcoat RL, Gladowski PA, Bramson JB, Blum JJ : (2014) Impact of periodontal therapy on general health: evidence from insurance data for five systemic conditions. Am J Prev Med 47(2):166-174. doi: 10.1016/j.amepre.2014.04.001.
28. Bertagna B : (2024) Nutrition and Oral Health: How Your Diet Impacts The Health of Your Mouth. Rupa Health. https://www.rupahealth.com/post/nutrition-and-oral-health-how-your-diet-impacts-the-health-of-your-mouth
29. Kim J, DeBate RD, Daley E : (2013) Dietary behaviors and oral-systemic health in women. Dent Clin North Am 57(2):211-231. doi: 10.1016/j.cden.2013.01.004.
30. Silk H, Douglass AB, Douglass JM, Silk L : (2008) Oral health during pregnancy. Am Fam Physician 77(8):1139-1144. https://pubmed.ncbi.nlm.nih.gov/18481562/

31. CDC : Talking to Pregnant Women about Oral Health. https://www.cdc.gov/oral-health/hcp/conversation-tips/talking-to-pregnant-women-about-oral-health.html
32. Wu M, Chen SW, Jiang SY :(2015) Relationship between gingival inflammation and pregnancy. Mediators Inflamm 2015:623427. doi: 10.1155/2015/623427.
33. Touro College of Dental Medicine : Oral Health Symptoms You Didn't Know Were Caused By Pregnancy. https://dental.touro.edu/news—events/from-our-faculty/oral-health-symptoms-you-didnt-know-were-caused-by-pregnancy.php, March 16, 2022.
34. Ronnie Koenig, Delta Dental Institute : Should you worry about bleeding gums during pregnancy? https://www.deltadentalinstitute.com/news/delta-dental-news/should-you-worry-about-bleeding-gums-during-pregnancy/
35. Thomas C, Timofeeva I, Bouchoucha E, Canceill T, Champion C, Groussolles M, Arnaud C, Vayssière C, Nabet C, Laurencin-Dalicieux S : (2023) Oral and periodontal assessment at the first trimester of pregnancy: The PERISCOPE longitudinal study. Acta Obstetricia et Gynecologica Scandinavica(AOGS) 102(6):669-680. https://doi.org/10.1111/aogs.14529
36. Gare J, Kanoute A, Orsini G, Gonçalves LS, Ali Alshehri F, Bourgeois D, Carrouel F : (2023) Prevalence, Severity of Extension, and Risk Factors of Gingivitis in a 3-Month Pregnant Population: A Multicenter Cross-Sectional Study. J Clin Med 12(9):3349. doi: 10.3390/jcm12093349.
37. Bertagna B, Rupa Health : (2024) Nutrition and Oral Health: How Your Diet Impacts The Health of Your Mouth. https://www.rupahealth.com/post/nutrition-and-oral-health-how-your-diet-impacts-the-health-of-your-mouth, February 9, 2024.
38. Yoshimura H : (2024) The Relationship Between Oral Health and Systemic Disease. https://www.rupahealth.com/post/the-relationship-between-oral-health-and-systemic-disease
39. Akar H, Akar GC, Carrero JJ, Stenvinkel P, Lindholm B : (2011) Systemic consequences of poor oral health in chronic kidney disease patients. Clin J Am Soc Nephrol 6(1):218-226. doi: 10.2215/CJN.05470610.
40. Bertagna B, Rupa Health : (2024) Oral Systemic Connection: How Functional Dentistry Addresses Whole-Body Health. https://www.rupahealth.com/post/oral-systemic-connection-how-functional-dentistry-addresses-whole-body-health
41. American Heart Association : 2021 Heart Disease and Stroke Statistics Update Fact Sheet. At-a-Glance, https://www.heart.org/-/media/phd-files-2/science-news/2/2021-heart-and-stroke-stat-update/2021_heart_disease_and_stroke_statistics_update_fact_sheet_at_a_glance.pdf
42. Bertagna B, Rupa Health : (2024) The Link Between Oral Health and Overall Well-Being. https://www.rupahealth.com/post/the-link-between-oral-health-and-overall-well-being
43. Bingham CO, Moni M : (2013) Periodontal disease and rheumatoid arthritis. Current Opinion Rheumatol 25(3):345–353. https://doi.org/10.1097/bor.0b013e32835fb8ec
44. Yoshimura H, Rupa Health : (2024) Tooth Tales: The Not-So-Sweet Impact of Sugar on Dental Decay. https://www.rupahealth.com/post/tooth-tales-the-not-so-sweet-impact-of-sugar-on-dental-decay
45. Oral Health in America: A Report of the Surgeon General. 2000, U.S. Department of Health and Human Services, National Institute of Dental and Craniofacial Research, National Institute of Health: Rockville, MD.

46. Peterson J, Niessen L, Lopez GMN : (1999) Texas public school nurses' assessment of children's oral health status. J Sch Health 69(2):69-72. doi: 10.1111/j.1746-1561.1999.tb06371.x.
47. Reisine ST : (1985) Dental health and public policy: the social impact of dental disease. Am J Public Health 75(1):27-30. doi: 10.2105/ajph.75.1.27.
48. Meurman JH : (1997) Dental infections and general health. Quintessence Int 28(12):807-811. https://pubmed.ncbi.nlm.nih.gov/9477871/
49. Rose L , Genco RJ, Cohen DW, Mealey BL : Periodontal Medicine. 2000, Hamilton, Ontario, Saint Louis: Decker, BC. 294. ISBN 10: 1550091204 ISBN 13: 9781550091205
50. Scannapieco FA : (1998) Position paper of The American Academy of Periodontology: periodontal disease as a potential risk factor for systemic diseases. J Periodontol 69(7):841-850. https://pubmed.ncbi.nlm.nih.gov/9706864/
51. Lamster IB, Grbic JT, Mitchell-Lewis DA, Begg MD, Mitchell A : (1998) New concepts regarding the pathogenesis of periodontal disease in HIV infection. Ann Periodontol, 3(1):62-75. doi: 10.1902/annals.1998.3.1.62.
52. Little JW : (2004) Dental implications of mood disorders. Gen Dent 52(5): 442-50; quiz 451. https://pubmed.ncbi.nlm.nih.gov/15544223/
53. Christen AG : (1992) The impact of tobacco use and cessation on oral and dental diseases and conditions. Am J Med 93(1A):25S-31S. doi: 10.1016/0002-9343(92)90624-k.
54. Gurenlian JR : (2002) Eating disorders. J Dent Hyg 76(3):219-34; quiz 236-7. https://pubmed.ncbi.nlm.nih.gov/12271868/
55. Frydrych AM, Davies GR, McDermott BM : (2005) Eating disorders and oral health: a review of the literature. Aust Dent J 50(1):6-15; quiz 56. doi: 10.1111/j.1834-7819.2005.tb00079.x.
56. Lewis C, Robertson AS, Phelps S : (2005) Unmet dental care needs among children with special health care needs: implications for the medical home. Pediatrics 116(3):e426-e431. doi: 10.1542/peds.2005-0390.
57. Cassolato SF, Turnbull RS : (2003 Xerostomia: clinical aspects and treatment. Gerodontology 20(2):64-77. doi: 10.1111/j.1741-2358.2003.00064.x.
58. Reddy MS : (2002) Oral osteoporosis: is there an association between periodontitis and osteoporosis? Compend Contin Educ Dent 23(10 Suppl):21-8. https://pubmed.ncbi.nlm.nih.gov/12790013/
59. Jeffcoat MK, Geurs NC, Lewis CE : (2003) Osteoporosis and periodontal bone loss. Clin Calcium 13(5):577-81. https://www.researchgate.net/publication/7960068_Osteoporosis_and_periodontal_bone_loss
60. Arthritis Action Plan for Washington State : 2001-2005. May 2001, Washington State Department of Health: Olympia, WA; Washington State Department of Health office of Maternaland Child Oral Health Program : The Impact of Oral Disease on the Lives of Washingtonians. The Washington State Oral Disease Burden Document, https://doh.wa.gov/sites/default/files/legacy/Documents/Pubs//160-001_ImpactOralDisease.pdf July, 2007.
61. Behavioral Risk Factor Surveillance System(BRFSS). 2000, Washington State Department of Health: Olympia, Washington.
62. Moynihan PJ : (2005) The role of diet and nutrition in the etiology and prevention of oral diseases.

Bull World Health Organ 83(9):694-9. https://www.ncbi.nlm.nih.gov/pmc/articles/PMC2626331/
63. Enwonwu CO, Sanders C : (2001) Nutrition: impact on oral and systemic health. Compend Contin Educ Dent 22(3 Spec No):12-8. https://pubmed.ncbi.nlm.nih.gov/11913248/
64. Washington State Healthy Youth Survey 2004. 2005, Washington State Office of Superintendent of Public Instruction, Department of Health, Department of Social and Health Services, and Department of Community, Trade, and Economic Development and RMC Research Corporation: Olympia, WA.
65. Mathus-Vliegen EM, Nikkel D, Brand HS : (2005) [Obesity and oral health]. Ned Tijdschr Tandheelkd 112(10):396-401. https://pubmed.ncbi.nlm.nih.gov/16300330/ Article in Dutch
66. Washington State Healthy Youth Survey 2004. 2005, Washington State Office of Superintendent of Public Instruction, Department of Health, Department of Social and Health Services, and Department of Community, Trade, and Economic Development and RMC Research Corporation: Olympia, WA.
67. Johnson N : (2001) Tobacco use and oral cancer: a global perspective. J Dent Educ 65(4):328-39. https://pubmed.ncbi.nlm.nih.gov/11336118/
68. Lorente C, Cordier S, Goujard J, Aymé S, Bianchi F, Calzolari E, De Walle HE, Knill-Jones R : (2000) Tobacco and alcohol use during pregnancy and risk of oral clefts. Occupational Exposure and Congenital Malformation Working Group. Am J Public Health 90(3):415-9.82 doi: 10.2105/ajph.90.3.415
69. Washington Pregnancy Risk Assessment Monitoring System(PRAMS), 2001-2003, Washington State Department of Health, Editor. https://doh.wa.gov/data-statistical-reports/health-behaviors/pregnancy-risk-assessment-monitoring-system
70. ADA Division of Communications; Journal of the American Dental Association; ADA Division of Scientific Affairs : (2005) For the dental patient...methamphetamine use and oral health. J Am Dent Assoc 136(10):1491. doi: 10.14219/jada.archive.2005.0064.
71. Kellogg N : (2005) Oral and dental aspects of child abuse and neglect. Pediatrics 116(6):1565-8. doi: 10.1542/peds.2005-2315.
72. Gassner R, Bösch R, Tuli T, Emshoff R : (1999) Prevalence of dental trauma in 6000 patients with facial injuries: implications for prevention. Oral Surg Oral Med Oral Pathol Oral Radiol Endod 87(1):27-33. doi: 10.1016/s1079-2104(99)70290-8.
73. Fos PJ, Pinkham JR, Ranalli DN : (2000) Prediction of sports-related dental traumatic injuries. Dent Clin North Am 44(1):19-33,v. https://pubmed.ncbi.nlm.nih.gov/10635466/
74. Yee R, Sheiham A : (2002) The burden of restorative dental treatment for children in Third World countries. Int Dent J 52(1):1-9. https://pubmed.ncbi.nlm.nih.gov/11931216/
75. Sommers JP : (2006) Dental Expenditures in the 10 Largest States, 2003. Statistical Brief #112. January 2006, Agency for Healthcare Research and Quality: Rockville, MD.
76. Bonica JJ : General considerations of chronic pain. The management of pain(2 Volume), ed. Bonica JJ, et al. Vol. 1. 1990, Philadelphia: Lea and Febiger. ISBN-10 : 0812111222, ISBN-13 : 978-0812111224
77. Griffin SO, et al., : (2000) Dental services, costs, and factors associated with hospitalization for Medicaid eligible children, Louisiana 1996-97. J Public Health Dent 60(1):21-27. doi: 10.1111/j.1752-7325.2000.tb03287.x.

Chapter
3

# 임산부의 구강보건과 필요 영양소

평생 동안 구강 및 치아 건강을 유지하기 위해서는 효과적이고 적절한 관리가 필수적이다. 여성의 경우 임신, 모유 수유 및 폐경기 기간 동안 치과 진료가 훨씬 더 중요하다. 임신은 질병 상태가 아니라 건강 상태의 신호이다. 임신은 수정 후 시작되어 대략 9개월 정도 지속되는 일시적인 생리적 상태로, 3분기로 더 나눌 수 있다. 임신은 호르몬 영향의 점진적인 주기로 인해 여성의 몸에 다양한 일반화된 변화를 일으킨다. 증가된 호르몬 분비는 사람의 전반적인 건강과 인식을 바꿀 수 있는 다른 징후와 증상을 초래할 수 있다. 건강한 사람은 이유 없이 치아를 잃지 않을 것으로 예상된다. 임산부에게도 같은 규칙이 적용된다. 만약 임산부들이 몇 가지 간단한 예방 조치를 취한다면 그들은 치아 소실이나 다른 치과 고민을 유발하지 않을 것이다. 그럼에도 불구하고 산모들은 임신 중 충치와 잇몸 문제에 직면하는 것으로 알려져 있다. 임신 중 구강 건강이 좋지 않아 임산부는 조기 분만(preterm labour), 저체중아(체중 2.5kg 이하), 자간전증(pre-eclampsia), 치은조직 궤양, 임신 육아종[妊娠肉芽腫, pregnancy granuloma, 화농성 육아종(pyogenic granuloma)의 원인은 정확한 원인은 명확히 밝혀지지 않았으나, 외상이나 만성적인 자극, 호르몬 변화가 관련이 있다고 알려져 있다. 특히, 임신 중에 잘 발생하기 때문에, 이 경우 임신 육아종이라고 불린다.],[1] 치은염, 임신 종양(중격 태아), 느슨한 치아, 구강 건조 및 치아 침식을 경험할 수 있다. 자간전증은 임신 20주 이후에 고혈압과 단백뇨(proteinuria)가 발생하는 질환을 말한다. 흔히 임신중독증(妊娠中毒症)이라고도 한다. 자간전증이 심하면 산모와 태아에게 위험한 문제를 일으킬 수 있다. 자간전증은 착상 이후 태아 발달 단계에서 정상적으로 발생하는 영양막세포(trophoblast, 수정란에서 처음으로 분화하여 나오는 세포로 사람에서는 임신 제 1기, 수정 후 4일째에 생긴다. 배아에는 직접 기여하지 않지만 배아에 영양분을 공급하는 역할을 하며, 발생이 진행됨에 따라 배아 바깥 구조인 태반의 일부로 발달한다.)가 모체 내로 잘 침투되지 않아 태반으로의 혈류 공급에 장애가 생겨 발생할 수 있다. 이로 인해 산모와 태아의 혈관에 손상이 생겨 다양한 증상이 발생한다. 또한 산모의 비만, 당뇨, 유전적 요인과 같은 다양한 인자가 영향을 미쳐 산모와 태아에게 나쁜 영향을 끼친다. 대부분의 고혈압 환자에게 별다른 증상이 없는 것처럼, 임신성 고혈압과 자간전증 역시 중증으로 진행되기 전에는 자각 증상이 없다. 따라서 주기적으로 산전 검사를 받으며 혈압의 상승과 단백뇨가 있는지 확인해야 한다. 만약 임신 기간 중 고혈압을 동반한 단백뇨의 증상이 나타난다면 빨리 산부인과 전문의와 상의해야 한다. 자간증[eclampsia, 임신 20주 이후에 수축기 혈압 140mmHg 이상 또는 이완기 혈압 90mmHg 이상이면서 단백뇨가 나타나는 경우를 전자간증(자간전증, 임신중독증)으로 진단한다. 이러한 전자간증 산모가 임신 기간이나 분만 전후에 전신의 경련 발작이나 의식 불명을 일으키는 경우를 자간증이라고 한다.]은 고혈압으로 경련, 발작을 일으킬 수 있다. 임신 중 변화하는 호르몬 수치는 잇몸 문제에 직접적으로 영향을 미치며, 간접적으로 충치에 영향을 미친다.[2-8)]

# 잇몸에서 보이는 변화

임산부는 임신 중에 호르몬 균형 변화를 겪는다. 태반이 임신 중에 더 높은 수준의 에스트로겐(estrogen)과 프로게스테론(testosterone)을 생성하기 때문에 많은 조직이 특정 변화를 겪는다. 이 시기에는 잇몸에 자극에 대한 과도한 민감성이 발생한다. 임신 중에는 일반적으로 임신 종양으로 알려진 치은염이나 치은종 오조(epulis gravidarum)를 매우 자주 볼 수 있다.[9] 미국 치과의사협회가 발표한 보고서에 따르면 임산부의 약 60%에서 75%가 치은염을 앓고 있다.[10] 다른 보고서에 따르면 치주 질환으로 고통받는 임산부의 유병률은 30 %에서 100 %이다.[11] 치은종 오조는 치은종의 한 유형이다. 이러한 유형의 치은종은 임신 중 잇몸에서 발생하는 육아조직의 반응으로 인해 발생할 수 있다. 이 종양은 구강 연조직의 양성 종양이다. 일반적으로 임신부에게만 발생한다. 이 유형의 치은종은 빠르게 진행되며 후속 임신에서 재발할 가능성이 있다. 이러한 임신 종양은 보통 임신 초기에 나타난다. 그럼에도 임신 중기에 보고된 환자도 있다. 임신 중 에스트로겐과 프로게스테론 호르몬이 증가하면 빠르게 발생한다. 잇몸 비대증은 9개월과 출산 후 며칠 후에 감소하여 임신 전의 형태로 돌아온다. 임신성 치은염은 보통 임신 2개월에 시작해 8개월째에 최고 수준에 이르며, 출산 후 자연적으로 치유된다. 화농성 육아종에서 기원하며 1~2개월 후에 사라진다. 자연적으로 사라지지 않으면 외과적 제거가 권장된다. 외과적 절제술은 통상적인 방법 또는 레이저에 의해 수행될 수 있다. 화농성 육아종은 출혈하는 경향이 있기 때문에 레이저 치료는 환자에게보다 편안한 결과를 줄 수 있다. 실제로 환자를 불편하게 하지 않고, 과도하게 출혈하지 않으면 임신 중에 치료할 필요가 없다. 임신 중 구역질, 구토, 임신 오조(hyperemesis gravidarum)는 매우 흔하며, 이러한 증상은 임신 중 최대 90%에서 보고되고 있다.[12-14] 임신 오조는 체중 감소, 체액 고갈 및 저포타슘혈증(hypopotassemia) 또는 케톤혈증(ketonemia) 등 이상 수치가 나타나는 난치성 구토로 정의한다. 전체 임신의 0.3~10.8(1~3)%에서 발생한다.[15,16] 임신 오조에 대한 국제적인 정의는 2021년 윈저 정의(The Windsor Definition)로 "임신 오조는 임신 초기, 임신 16 주 이전에 시작되는 상태이며. 심한 메스꺼움 및 또는 구토, 정상적으로 먹거나 마실 수없는 능력 및 일상 활동을 강력하게 제한하는 것을 특징으로 한다."[15] 이에 비해 임신 초기에 발생하는 가벼운 메스꺼움과 구토는 입덧(morning sickness)이다.[16] 임신 오조는 과도한 임신 관련 메스꺼움과 함께 입덧의 심각한 형태이며, 및/또는 음식과 액체의 적절한 섭취를 막는 구토이다. 대부분의 여성들에게 입덧은 임신 6주차에 시작되고 12주차까지 간다. 그러나 여성 5명 중 1명은 입덧을 견딘다. 임신 2기에 입덧이 멈추지만, 불행하게도 소수의 사람이 임신 전 기간에 걸쳐 메스꺼움과 구토를 경험한다.

실크(Silk) 등[7]는 치은염이 임신의 40%에서 발견되었다고 보고했다.[6-9,18] 그러나 건강한 잇몸은 임신에 영향을 받지 않는데, 이는 플라크 증가와 치은염에 의한 반응일 뿐이라는 주장이 있다.[19] 치간 유두(gingival papillae)는 부풀어 오른 딸기처럼 빨갛게 보일 수 있다. 치은의 가장자리와 유두에 균열이 생길 수 있다. 출혈, 심지어 통증까지도 보고될 수 있다. 과형성 특징이 있는 치은은 끝아 뾰족하지 않고, 밝은 분홍색이며 표면은 거칠고 건조하다. 간혹 모든 잇몸이 진한 빨간색이 될 수 있다. 잇몸의 성장이 한 영역에 국한되면 임신 종양(pregnancy tumors)이 보일 수 있다. 일반적으로 근본적인 원인은 자극제(irritant)이다. 이러한 치은 변화는 단순 치은염(gingivitis simplex), 치은염 궤양(gingivitis ulcerosa), 치은염 비대증(gingivitis hypertrophy) 및 임신 종양(gingivitis hypertrophicans)으로 명명된다. 이러한 변화의 원인은 혈관 투과성을 증가시키는 혈류 내 프로게스테론의 상승 수준 때문인 것으로 나타났다. 이 현상의 또 다른 원인은 비타민 C의 낮은 수준으로 생각된다.[20] 비타민 C, 칼슘(Ca), 인(P) 및 불소(F)를 주는 것이 유익한 것으로 생각된다.[21,22] 애착(attachment) 손실이 있는 어머니는 건강한 치주염을 가진 어머니와 비교했을 때 저체중아(임신 연령에 비해 작음)를 출산 할 위험이 더 크다.[23-27] 치주 질환은 임신 합병증을 포함한 많은 전신 질환과 관련이 있다.

# 치아에서 발생하는 변화

일반적으로 임신 중 충치가 증가하는 것으로 알려져 있는데, 치아가 아프고 치아가 손실되는 것을 볼 수 있다. 자궁 내 태아의 성장에 필요한 칼슘에 대한 요구는 산모의 치아에서 얻어지고, 그러므로 모든 임신에는 치아 손실이 있다는 믿음에 대한 과학적 근거는 없다. 이 현상은 치과 의사가 다음과 같이 설명할 수 있다. 메스꺼움과 구토는 임신의 70%에서 나타난다. 구토는 구강 위생에 부정적인 영향을 미치거나 모성 에나멜질에 침식을 일으킬 수 있다. 임신 중에는 칼슘 농도가 감소한다. 그러나 이온화된 칼슘의 양은 임신 중에 뼈 회전율이 두 배가 되지만, 임신 전 수준과 비교하여 차이가 없다. 임신 중 구강 위생 습관을 높이면 이 문제를 예방하는 데 도움이 된다.

임신 중 구강 및 치아 건강의 악화는 다음 요소에 따라 다르다.

- 임신 첫 달 동안 일부 산모는 일부 음식, 특히 탄수화물에 극단적인 관심을 가질 수 있으며, 이러한 종류의 음식을 먹은 후에 칫솔질을 소홀히 할 수 있다.
- 임산부는 임신 호르몬 (에스트로겐, 프로게스테론)의 영향으로 더 쉽게 피를 흘리며 결과적으로 치아를 닦는 것을 피할 수 있다. 이에 따라 세균성 플라크가 증가하게 되므로 임신 중에는 구강 관리에 더욱 신경을 써야 한다.
- 특히 임신 첫 달 동안 구토는 입안의 산성 환경을 증가시킨다. 구토 후 처음 몇 개월 동안 산모는 구강 관리에 충분한 주의를 기울이지 않을 수 있다. 치아를 충분히 닦지 않으면 입안에 산성 환경이 형성된다.
- 타액의 흐름이 감소하게 되는데, 이러한 이유로 이 시기에는 충치의 형성이 증가하게 된다.
- 산모들은 아기의 건강을 돌보는 동안 자신의 구강 및 치아 건강관리를 소홀히 할 수 있으며, 이는 결국 구강건강의 악화를 초래하게 된다.

이러한 이유로 이 시기에는 치아 건강관리에 더욱 신경 쓸 필요가 있다.[2,3,5,7,8,17-19)]

# 임신 중 치아 건강에 대한 영양의 중요성

에너지와 영양소의 적절한 섭취는 건강에 긍정적인 영향을 미치고 부적절한 섭취는 산모와 아기의 건강에 부정적인 영향을 미친다. 이 기간 동안 산모는 자신과 아기의 뼈가 건강하기 위해 매일 1,200~1,500 mg의 칼슘을 섭취해야한다. 임신 중에는 우유와 유제품, 녹색 잎채소와 같은 칼슘이 풍부한 음식을 섭취하여 칼슘 요구량을 충족시켜야 한다. 좋은 식단과 적절한 구강 건강관리로 임신 중에 다른 치아 문제는 유발할 일은 없다. 임신 중 영양섭취는 산모와 아기 모두에게 전반적인 건강과 구강건강에 매우 중요하다. 임신 중 아기의 치아 발달은 5주 및 6주에 시작된다. 임신 중에 섭취하는 영양소의 목적은 신체의 영양 요구량의 균형을 맞추고 태아의 정상적인 성장에 필요한 에너지와 영양소를 제공하는 것이다. 임신으로 인해 어금니에서는 칼슘과 마그네슘 요구량이 증가하는 반면, 아연 요구량은 변화가 없는 것으로 나타났다.

임신 중 유선 자극 호르몬인 태반 락토겐(lactogen)과 인슐린 유사 성장 인자(Insulin-like growth factor)-1의 레벨이 증가하는 것은 칼슘의 증가에 원인이 있다고 생각된다.[28)]

## 구강 및 치아 건강 측면에서 전체 임신 기간 동안의 식생활 지침

- 비타민 A, C, D, 칼슘, 인이 풍부한 과일, 야채, 시리얼, 우유, 유제품, 육류, 생선, 달걀은 균형 잡힌 식단으로 섭취해야 한다.
- 특히 식간에 당질은 가능한 절제하여야 한다.
- 말린 과일과 토피(toffees, 설탕, 버터 등으로 만든 과자)는 피해야 한다.
- 이 기간 동안의 영양은 태어날 아기뿐만 아니라 산모의 건강에도 영향을 미친다. 비타민 A와 D가 에나멜질 형성에 미치는 영향은 알려져 있다. 태아의 불소 사용이 치아우식을 막을 수 있다는 명확한 증거는 없다.[28]

# 임신 기간 중 니코틴과 알코올 소비

흡연은 구강 건강, 특히 잇몸에 부정적인 영향을 미친다. 흡연을 하는 환자들에게서 치주염증과 파괴가 증가한다. 혀의 표면에 사상유두(filiform papillae, 유일하게 미뢰가 분포하지 않는 혀 유두로, 혀 유두들 중 그 수가 가장 많다. 이름 그대로 실처럼 길쭉한 모양을 하고 있다. 촉각신경 말단이 분포하고 있다. 고양이과 동물들은 이것이 바늘 모양으로 돋쳐 있어서 빗처럼 사용한다.)과 용상유두(fungiform papillae, 사상유두 다음으로 수가 많은 혀 유두. 육안으로 관찰 시 주로 혀의 가장자리와 끝에서 분홍색 점으로 관찰된다. 대부분의 용상유두 윗면에 미뢰가 분포한다.)의 수가 증가함에 따라 소위 "매끄러운 혀(smooth tongue)"가 보일 수 있으며, 따라서 구강 위생은 통제하기 어려워진다. 흡연의 빈혈 효과로 인해 입안의 상처가 서서히 회복되고 자발적인 출혈이 나타날 수 있다.[27] 산모의 구강 건강이 달라지고, 아기에게도 간접적으로 영향을 미치게 된다. 담배 연기에는 약 4,000가지의 화학물질이 있으며 60여종의 발암물질을 함유한다. 해로운 물질로는 타르(tar, 가장 해로운 성분이며, 암 발생의 주요성분, 1일 한갑 20년 흡연 시 폐암 발생 위험), 니코틴(습관성 중독을 일으키며, 마약류, 금단현상의 주범으로 혈관수축, 맥박상승, 중추신경 자극이 있다.), 일산화탄소(만성 저산소증과 조기 노화 현상, 혈액 내 농도가 높아지면 기억력 상실, 호흡곤란, 구토 증세가 나타나며, 헤모글로빈과 결합하는 능력이 산소에 비해 약 300배 강하다.), 비소(As, 개미 살충제로 사용), 카드뮴(Cd, 재충전 배터리로 사용), 청산가리(potassium cyanide, 독극물의 일종으로 매우 작은 양으로 사망에 이르며, 사혈가스실에서 사용된다.), 포름알데히드(formaldehyde, 가구, 건축 자재, 화장품 등 다양한 곳에서 발견되는 유해 물질이다. 과다하게 흡입하거나 섭취하면 피부 알레르기, 눈의 자극, 호흡곤란, 두통, 메스꺼움, 구토 등의 증상을 유발할 수 있다.), 부탄(butane, 무색무취의 기체로서 탄화수소의 하나. 석유를 정제하거나 분해하는 과정에서 얻을 수 있다. 노르말부탄(n-butan)과 이소부탄(iso-butan)이 있는데, 모두 상온(常溫)에서는 기체이며, 천연가스나 석유에 다량으로 함유되어 있다. 액화하기 쉽고, 액화 석유 가스로서 연료 등에 쓰인다.), 암모니아[ammonia, 질소 화합물 중 가장 간단하고 안정한 화합물로 상업적으로 중요한 질소 화합물들을 만드는 물질로 쓰인다. 고대 이집트에서 염화암모늄이 태양신인 아문(Amon)의 사원 주변에서 많이 나와 이 가루를 '암몬의 소금'이라고 부른 데서 이름이 유래되었다.]이 함유되어 있다. 이들 중 산, 알데히드, 케톤, 시안화물 및 일산화탄소는 직접적인 독성 영향을 미친다. 담배연기에 4%로 존재하는 일산화탄소는 적혈구 내 헤모글로빈과 결합해 산소의 이동을 막는 것으로 알려져 있다. 흡연자의 헤모글로빈 산소 수송 능력은 2.5%~15%로 감소한다. 결과적으로 태아의 산소 공급은 산모의 장기처럼 감소한다. 흡연자들 사이에서 낙태(abortion)나 사산(stillbirth)의 가능성이 증가한다. 또한 아기가 살아서 태어나면 출생 시 체중이 정상

보다 적다. 조기 또는 후기 신생아 사망은 흡연을 하는 산모의 아기에서 훨씬 더 자주 발생한다.[30,31)]

알코올 섭취의 과용은 아기에게 기형 유발성(teratogenic)이며, 태아 알코올 증후군(fetal alcohol syndrome)을 일으킬 수 있다. 태아 알코올 증후군은 산모가 임신 중 만성적으로 알코올을 섭취했을 때 태아에게 신체적 기형과 정신적 장애가 나타나는 선천성 증후군이다. 신경계 기형, 성장 및 정신 지체, 안면 기형 등이 발생한다. 상피 성장 인자 수용체(epidermal growth factor receptor)는 치아의 증식과 분화를 담당한다. 알코올 섭취로 인한 이러한 수용체의 변화는 치아 이상을 초래할 수 있다. 임신한 쥐에게 일정량의 알코올을 투여했을 때 발견되었으며, 작은 치아, 에나멜질의 구조적 악화 및 지연된 치아 파열(delayed tooth rupture)이 어린 쥐에서 나타났다. 또한 산모에게 간 및 구강 병리의 원인이 될 수 있으며, 아기의 상태에 간접적으로 영향을 미칠 수 있다.[6,32-34)]

# 임신 중 구강 관리 권장 사항

임신 중 개인 및 전문 치료의 조합은 매우 중요하며 구강 건강을 향상시키는 데 중요한 역할을 한다. 자나타(Zanata RL) 등은 임신 중에 수행된 예방 유지 과정과 플라크 축적 및 우식증 유병률 사이의 상관관계를 발견했다.[35,36]

- 매일 구강 및 치과 진료를 중단 없이 계속해야 한다.
- 임신 중 호르몬 변화와 플라크 축적 및 잇몸 질환 사이에 직접적인 관계가 있기 때문에 최적의 구강 위생을 달성하고, 그것을 유지하는 습관을 얻으려면 임신 전에 완전한 구강 검사를 해야 한다. 임신 중 호르몬이 증가하면 입 점막이 외부 요인, 특히 세균성 플라크에 더 민감해진다.
- 효과적인 치아관리는 하루 2회 이상 칫솔과 치실을 사용해야 한다.

- 구강 청결제나 따뜻한 짠물로 양치질을 해야 한다.따뜻한 짠물은 잇몸을 이완시키고 잇몸 민감도를 떨어뜨린다.

# 임신 중에 수행 할 수 있는 치료

많은 치과의사들은 임산부의 담당의사의 승인이 있으면 복잡하지 않은 치료를 할 수 있다고 생각한다. 그러나 치과에서 시행되는 대부분의 시술은 산모와 아기가 받게 될 스트레스의 측면에서 첫 3개월과 마지막 3개월이 중요하다. 첫 번째 삼 분기의 효과적인 치과 치료는 피해야 한다. 이 시기는 기관형성(organogenesis)의 단계이기 때문에 매우 민감한 시기이며, 불필요한 개입은 낙태로 이어질 수 있다. 그러나 통증이 있거나 중재가 더 해를 입히지 않는 경우에는 치아를 긴급히 치료해야 한다. 이러한 상황에서는 발치와 근관치료를 병행할 수 있다. 불필요한 개입은 낙태로 이어질 수 있다. 두 번째 삼 분기는 발치, 충전 및 신경 치료와 같이 임신이 끝날 때까지 연기되면 위험할 수 있는 많은 치료를 할 수 있는 가장 적절한 시기이다. 세 번째 임신 삼 분기에는 산모가 치과 치료에 필요한 입장이 되기 쉽지 않으며, 방해받을 수 있다. 이 시기에 아기는 자궁에서 상당히 자랐고 출산이 임박했다. 임산부가 마지막 3개월 동안 치과 의자에 너무 오래 앉아 있으면 하대정맥 증후군[inferior vena cava syndrome, IVC syndrome, 또는 누운 자세 저혈압 증후군(supine hypotensive syndrome), 또는 대동정맥압박증후군(aortacaval compression syndrome)]을 일으킬 수 있다는 점도 기억해야 한다. 이런 상황에서 산모를 왼쪽으로 반경사 지게 돌려주면 정맥순환을 풀어주는데 도움이 된다.[2,37] 임신 초기와 마찬가지로 응급 치료를 제외하고는 치과 의사의 개입을 권장하지 않는다. 일부 임산부는 산전 구강 관리를 받기를 주저하지만, 최근 보고에 따르면 발치, 국소 마취, 근관 치료, 스케일링 및 근관 계획과 같은 많은 치과 치료가 임신 중에 안전하게 수행 될 수 있다.[6,7] 치아 및 잇몸 염증과 같은 응급 상황에서 기존 감염은 치과 치료의 부작용보다 아기의 건강에 훨씬 더 부정적인 영향을 줄 수 있다. 따라서 산부인과 전문의의 조언에 따라 치과 치료를 해야 한다.

수행할 절차를 결정하기 위해 납 가운(lead gowns), 고속 필름(fast films), 잘 보정된 장비 및 시준기(collimator, 정광원에서 나오는 발사광을 평행광으로 바꾸는 장치)로 촬영한 단일 방사선 사진의 이온화된 방사선 양을 줄일 수 있어 태아에게 손상을 주지 않는다. 국가 방사선 방호위원회(National Radiation Protection Committee)는 누적 방사선량이 0.20 Gy를 초과해서는 안 되며, 고선량은 소두증(microcephaly, 두 개 내용량이 1,350cc 미만) 및 정신지체를 유발할 수 있다고 보고했다.[38-41] 마취에 사용되는 아산화질소(nitrous oxide)는 임신 중 낙태와 선천성 기형을 유발하는 것으로 알려져 있다.[37,41] 제조업체의 권장 사항은 발치, 또는 개입을 위해 임신 중 국소 마취제를 사용할 때 고려해야한다는 것이다. 특별한 경고가 없으면 불편함이 없다. 리도카인(lidocaine) 및 프릴로카인(prilocain)과 같은 국소 마취제는 미국식품의약품안전청(Food and Drug Administration, FDA) 권고의 맥락에서 임신 중에 안전하게 사용할 수 있다.[2,41] 치과 치료 중에 방출되는 수은 가스는 기형 유발 효과를 일으키지 않지만, 환자나 근로자가 강화된 수은 가스를 흡입하지 않도록 피해야 한다. 또한 임신 전 기간 동안 수은 노출이 1㎍/일 이상은 유아의 주의력 결핍(attention deficit), 과잉 행동 장애(hyperactivity disorder)와 관련이 있다고 제안되었다.[43,44] 임신 1기의 이상적인 치과 검진 횟수는 2 회이며, 2분기 및 3분기에 1 회이다. 첫 번째 검사에서 좋은 평가를 받은 후, 2분기에 구강 위생이 제공되는지 여부를 확인하고, 이 기간에 계획된 치료(예 : 치아 발치, 충전)를 수행해야한다.

약물 치료가 필요한 경우, 페니실린(penicillin), 에리스로마이신(erythromycin), 세팔로스포린(cephalosporins)은 임신 중에 사용하기에 안전한 항생제이다. 그러나 테트라사이클린(tetracycline)은 치아 착색 , 반코마이신(vancomycin)은 귀 독성/신장 독성, 스트렙토마이신(streptomycin)은 귀 독성 등의 부작용이 있기 때문에 임신 중에 사용하기에 부적절하다. 또한, 미국치과의사협회(ADA)에 따르면, 시프로플록사신(ciprofloxacin, 수많은 병균 감염을 치료하기 위해 사용되는 항생물질이다. 여기에는 뼈 및 관절염, 복강 내 전염, 특정한 종류의 장염, 호흡기 감염, 피부 감염, 장티푸스, 요로감염증 등이 포함된다.), 벤조디아제핀(benzodiazepines, 벤조디아제핀은 진정 작용과 최면을 일으키고 불안과 근육 경련을 완화하며 발작을 감소시키는 진정제이다. 가장 일반적인 벤조디아제핀은

Valium®, Xanax®, Halcion®, Ativan® 및 Klonopin® 처방약이다.) 및 바르비투르산[barbiturates, 전신마취의 유도에 흔히 사용되며, 그 종류에는 현재 티오바르비튜레이트(thiobarbiturates)인 티오펜탈(thiopental)과 티아밀랄(thiamylal, 진정, 항경련, 최면 효과가 있어 강력하지만 단기 작용하는 진정제로 사용된다. 티아밀랄은 주로 외과적 마취 유도용이나 다른 마취제의 부작용에 대응하기 위한 항경련제로 현재 여전히 사용되고 있다.)이 있으며, 옥시바르비투레이트(oxybarbiturate)인 메토헥시탈(methohexital)이 있으나 오늘날 전 세계적으로 가장 많이 사용되는 것은 티오펜탈이며 드물게 소아에서 직장을 통한 메토헥시탈(rectal methohexital, 10%, 25mg/kg)을 사용하기도 한다. 티오펜탈은 비바르비투르산 정맥마취제와 여러 가지 약리학적 특성을 비교할 때 가장 기본이 되는 표준 정맥마취제이며 임상적 특징은 빠른 최면작용과 짧은 작용시간을 가졌으며 항경련 작용은 있지만 진통작용은 없다.]는 절대적으로 피해야한다.

치아에서 발생하는 통증은 환자를 스트레스를 받게 함으로써 수축이 시작되는 이유가 될 수 있다. 따라서 진통제는 상담을 통해 처방하는 것이 좋다. 마약성 진통제는 중추 신경계를 억제할 수 있으며, 비스테로이드성 소염 진통제는 동맥관 개존증(동맥관 열림증, patent ductus arteriosus)을 유발할 수 있으므로 임신 중에는 사용을 피해야 한다. 태아 시기의 동맥관이라는 혈관이 출생 후 정상적으로 닫히지 않을 때 발생한다. 동맥관은 출생 전에 혈액이 폐로 흐르지 않고 우화하도록 하는 혈관으로 대동맥에서 폐동맥으로 혈액이 흘러가도록 도와준다. 출생 직후에 닫혀야 하나 동맥관 개존증이 있으면 해당 부위가 안 닫히거나 작은 구멍 하나가 남는다. 작은 구멍은 대동맥의 혈액이 흘러가게 만들어 준다. 결국에는 대동맥을 통해 흘러야 할 혈액량이 부족해져 아이의 심장이 더 많은 맥박을 뛰도록 할 수 있다 이를 방치하면 폐고혈압과 혈관 손상을 유발할 수 있다. 아세트아미노펜(acetaminohen, 해열진통제로 발열 및 두통, 신경통, 근육통, 월경통, 염좌통을 등을 가라앉히는 데 사용된다.)은 임신 기간 내내 선호될 수 있다. 미국 식품의약품안정청 권장 사항에 따라 임신 중에 사용할 수 있는 통증 완화 약물은 표 1에 나와 있다.[43,44]

**표 1. B/D 또는 C/D 목록의 첫 번째 문자는 처음 두 삼분기의 진통제 가용성을 나타내며 두 번째 세 번째 삼분기이다.**

| 진통제 유형 | 임산부 사용을 위한 FDA 범주 | 임산부에서 사용여부 |
|---|---|---|
| 아세트아미노펜 (acetaminophen) | B | 사용 가능 |
| 아스피린 [acetsalicylic acid(ASA)] | C/D | 3분기 사용금지 |
| 디플루니살 (Diflunisal) | C/D | 3분기 사용금지 |
| 플루르비프로펜 (Flurbiprofen) | B/D | 3분기 사용금지 |
| 이부프로펜 (Ibuprofen) | B/D | 3분기 사용금지 |
| 케토롤락 (Ketorolac) | B/D | 3분기 사용금지 |
| 케토프로펜 (Ketoprofen) | B/D | 3분기 사용금지 |
| 나프록센 (Naproxen) | B/D | 3분기 사용금지 |

| | | |
|---|---|---|
| 코데인<br>(Codeine) | C | 소량, 단기간 사용 가능 |
| 옥시코돈<br>(Oxycodon) | B | 소량, 단기간 사용 가능 |
| 히드로모르폰<br>(Hydromorphone) | B | 소량, 단기간 사용 가능 |
| 메페리딘<br>(Meperidine) | B | 소량, 단기간 사용 가능 |
| 펜타조신<br>(Pentazocine) | B | 소량, 단기간 사용 가능 |
| FDA: Food and Drug Administration | | |

A : 적절하고 잘 통제 된 연구는 임신 첫 삼 분기에 태아에게 위험을 입증하지 못했다 (나중에 삼 분기에 위험이 있다는 증거는 없다). 예제 약물 또는 물질: 레보티록신(levothyroxine), 엽산(folic acid), 리오티로닌(liothyronine)

B : 동물 생식 연구는 태아에 대한 위험을 입증하지 못했으며 임산부에 대한 적절하고 잘 통제된 연구는 없다. 예제 약물 : 메트포르민(metformin), 히드로클로로티아지드(hydro-chlorthiazide), 시클로벤자프린(cyclobenzaorine), 아목시실린(amoxacillin)

C : 동물 생식 연구는 태아에 악영향을 미치고 인간에 대한 적절하고 잘 통제된 연구는 없지만 잠재적인 위험에도 불구하고 임산부에게 약물 사용을 보증할 수 있다. 예제 약물 : 가바펜틴(gabapentine), 암로디핀(amlodipine), 트라조돈(trazodone)

D : 조사 또는 마케팅 경험이나 인간 연구의 부작용 데이터를 기반으로 한 인간 태아 위험에 대한 긍정적인 증거가 있지만 잠재적인 이점은 잠재적인 위험에도 불구하고 임산부에게 약물 사용을 보증할 수 있다. 예제 약물 : 로사르탄(losartan)

X : 동물이나 인간에 대한 연구는 태아 이상을 입증했으며, 또는 조사 또는 마케팅 경험의 부작용 데이터에 근거한 인간 태아 위험의 긍정적인 증거가 있으며, 임산부에서 약물 사용과 관련된 위험은 잠재적인 이점보다 분명히 중요하다. 예제 약물 : 아토르바스타틴(atrovastatin), 심바스타틴(simvastatin), 메토트렉세이트(methotrexate), 피나스테리드(finasteride)

기술하였듯이 임신 중에는 구강 및 치과 치료에 특별한 주의가 필요하다. 구강 건강은 일반적인 건강의 일부이며, 산모와 태아 모두를 염려하기 때문에 이 기간 동안 훨씬 더 중요하다. 또한 임신 중 구강 및 치아 건강을 소홀히 하면 충치, 치아 상실 등의 문제가 발생할 뿐만 아니라 조산, 저체중아, 자간전증 등의 문제로 이어질 수 있음을 명심해야 한다. 임신은 산모가 자신의 건강과 아기의 건강을 보호하기 위해 특정 규칙을 준수해야하는 기간이다. 이 시기에 산모들은 필요한 주의사항을 꼼꼼히 챙겨야 구강건강을 지킬 수 있고, 이후에는 돌이킬 수 없는 치아 문제를 예방할 수 있다.

## ○ 참고 문헌


1. Chae J-B, Park J-T, Kim B-R, Shin J-W : (2016) Agminated eruptive pyogenic granuloma on chin following reductant needle injections. J Dematol 43(5):577-578/ doi : 10.1111/1346-8138.13236.
2. Dörtbudak O, Eberhart R, Ulm M, Persson GR : (2005) Periodontitis, a Marker of Risk in Pregnacy for Preterm Birth. J Clin Periodontol 32(1):45–52. doi: 10.1111/j.1600-051X.2004.00630.x.
3. Yenen Z, Yenen M, Görücü J : (2008) Gebelikte Ağız Bakımı Dişhekimliği Dergisi. 84:54–8.
4. Yenen Z, Atacag T : (2019) Oral care in pregnancy. J Turk Ger Gynecol Ass 20(4):263-268. doi: 10.4274/jtgga.galenos.2018.2018.0139.
5. Pinto GDS, Costa FDS, Machado TV, Hartwig A, Pinheiro RT, Goettems ML, Demarco FF. Early-life events and developmental defects of enamel in the primary dentition. Community Dent Oral Epidemiol. 2018;46:511–7.
6. George A, Dahlen HG, Reath J, Ajwani S, Bhole S, Korda A, et al. What do antenatal care providers understand and do about oral health care during pregnancy: a cross-sectional survey in New South Wales, Australia. BMC Pregnancy Childbirth. 2016;16:382.
7. Silk H, Douglass AB, Douglass JM, Silk L. Oral health during pregnancy. Am Fam Physician. 2008;77:1139–44.
8. No authors listed. Guideline on Perinatal and Infant Oral Health Care. Pediatr Dent. 2016;38:150–4.
9. James WD : (2006) Andrews' Diseases of the Skin: Clinical Dermatology. Philadelphia:Saunders Elsevier
10. Hartnett E, HarberJ, Krainovich-Miller B, Bella A, Vasilyeva A, Lange Kessler J : (2016) Oral Health in Pregnancy. J Obstet GynelcolNeonatal Nurs 45(4)565-573. doi : 10.1016/j.jogn.2016.04.005
11. Gupta R, Acharya AK : (2016) Oral health status and treatment needs among pregnant women of Raichur District, India: A population besed cross-sectional study. Scientifica Article ID 9860. doi : 10.1155/2016/9860387.
12. Royal College of Obstetricians & Gynecologists : The Management of Nausea and Vomiting of Pregnancy and Hyperemesis Gravidarum (Green-top Guideline No.69). https://www.rcog.org.uk/guidance/browse-all-guidance/green-top-guidelines/the-management-of-nausea-and-vomiting-of-pregnancy-and-hyperemesis-gravidarum-green-top-guideline-no-69/
13. Ogunyemi DA, Medscape : Hyperemesis Gravidarum. https://emedicine.medscape.com/article/254751-overview?form=fpf, Jan 05, 2024.
14. Safer Care Victoria : Hyperemesis gravidarum (HG) – assessment and management. https://www.safercare.vic.gov.au/best-practice-improvement/clinical-guidance/maternity/hyperemesis-gravidarum-hg-assessment-and-management
15. Pregnancy Sickness Support : What is HG? https://pregnancysicknesssupport.org.uk/get-help/

what-is-hyperemesis-gravidarum/
16. Liu C, Zhao G, Qiao D, Wang L, He Y, Zhao M, Fan Y, Jiang E : (2022) Emerging Progress in Nausea and Vomiting of Pregnancy and Hyperemesis Gravidarum: Challenges and Opportunities. Front Med (Lausanne) 8:809270. doi: 10.3389/fmed.2021.809270
17 The Royal Women's Hospital : Guideline. Nausea and Vomiting – Pregnancy. https://thewomens.r.worldssl.net/images/uploads/downloadable-records/clinical-guidelines/nausea-and-vomiting-pregnancy_280720.pdf
18. Sharma A, Mathur VP, Sardana D : (2014) Effective Management of a pregnancy tumour using a soft tissue diode laser: a case report. Laser Ther 23:279–82. doi: 10.5978/islsm.14-CR-02.
19. American Academy of Pediatrics(AAPD) : Guideline on Perinatal Oral Health Care. Clinical Practical Guidelines 2011; 15-16. https://www.aapd.org/media/policies_guidelines/bp_perinataloralhealthcare.pdf, Latest Revision 2021.
20. Jafri Z, Bhardwaj A, Sawai M, Sultan N : (2015) Influence of female sex hormones on periodontium: A case series. J Nat Sci Biol Med 6(Suppl 1): S146-S149. doi: 10.4103/0976-9668.166124.
21. Morelli EL, Broadbent JM, Leichter JW, Thomson WM : (2018) Pregnancy, parity and periodontal disease. Aus Dent J 63(3):270-278. doi: 10.1111/adj.12623.
22. Yenen Z, Görücü J : Engeli Hastalara Yaklasim, Dishekimligi Dergisi 2004;57:40-3
23. Teshome A, Yitayeh A : (2016) Relationship between periodontal disease and preterm low birth weight: systematic review. Pan Afr Med J 24:215-224. doi: 10.11604/pamj.2016.24.215.8727.
24. Madinos PN, Bobetsis GA, Kinane DF : (2002) Is Periodontitis Associated With an Increased risk of Coronary Heart Disease and Preterm and/ or Low Birth Weight Birts? J Clin Periodontol 29(Suppl 3):22-36. discussion 881-2. https://pubmed.ncbi.nlm.nih.gov/12787204/
25. Offenbacher S : (2004) Maternal Periodontal Infections, Prematurity and Growth Restriction. Clin Obstet Gynecol 47:808-821. doi: 10.1097/01.grf.0000141894.85221.f7.
26. Iheozor-Ejiofor Z, Middleton P, Esposito M, Glenny AM : (2017) Treating periodontal disease for preventing adverse birth outcomes in pregnant women. Cochrane Database Syst Rev 6(6):CD005297. doi: 10.1002/14651858.CD005297.pub3.
27. Amar S, Han X : (2003) The Impact of Periodontal Infection on Systemic Diseases. Med Sci Monit 9:291-9. https://pubmed.ncbi.nlm.nih.gov/14646984/
28. Miller SC, Omura TH, Smith LJ : (1985) Changes in dentin appositional rates during pregnancy and lactation in rats. J Dent Res 64(8):1062-1064. https://doi.org/10.1177/00220345850640080701
29. Cassasimo PS : (2001) Maternal Oral Health. Dental Clinic North America 3:469-478.v-vi. https://pubmed.ncbi.nlm.nih.gov/11486659/
30. Anderson ME, Johnson DC, Batal AH : (2005) Sudden Infant Death Syndrome and Prenatal Maternal Smoking: Risk Attributed in the Back to Sleep Era. BMC Med 3:4. doi: 10.1186/1741-7015-3-4.
31. Christensen LB, Jepper-Jensen D, Petersen PE : (2003) Self Reported Gingival Conditions and self-care in the Oral Health of Danish Women During Pregnancy. J Clin Periodontol 30(11):949-953. doi: 10.1034/j.1600-051x.2003.00404.x.
32. Jiménez-Farfán D, Guevara J, Zenteno E, Malagón H, Hernández-Guerrero JC : (2005) EGF-R

and erbB-2 in murine tooth development after ethanol exposure. Birth Defects Res A Clin Mol Teratol 73(2):65-71. doi: 10.1002/bdra.20113.

33. Bhalla S, Kaur K, Mahmood A, Mahmood S : (2005) Postnatal development of alcohol dehydrogenase in liver and intestine of rats exposed to ethanol in utero. Indian J Med Res 121(1):39-45. https://pubmed.ncbi.nlm.nih.gov/15713978/
34. Hoang M, Kim JJ, Kim Y, Tong E, Trammell B, Liu Y, Shi S, Lee CR, Hong C, Wang CY, Kim Y : (2016) Alcohol-induced suppression of KDM6B dysregulates the mineralization potential in dental pulp stem cells. Stem Cell Res 17(1):111-21. doi: 10.1016/j.scr.2016.05.021.
35. Zanata RL, Navarro MF, Pereira JC, Franco EB, Lauris JR, Barbosa SH (2003) Effect of caries preventive measures directed to expectant mothers on caries experience in their children. Braz Dent J 14(2):75-81. doi: 10.1590/s0103-64402003000200001.
36. Seow WK : (2018) Early Childhood Caries. Pediatr Clin North Am65(5):941-954. doi: 10.1016/j.pcl.2018.05.004.
37. Chiodo GT, Rosenstein DI : (1985) Dental Treatment During Pregnancy: A Preventive Approach. J Am Dent Assoc 110:365-368.
38. ADA Council on Scientific Affairs : (2001) An update on radiographic practices: information and recommendations. ADA Council on Scientific Affairs. J Am Dent Assoc 132(2):234-238. doi: 10.14219/jada.archive.2001.0161.
39. Kelaranta A, Ekholm M, Toroi P, Kortesniemi M : (2016) Radiation exposure to foetus and breasts from dental X-ray examinations: effect of lead shields. Dentomaxillofac Radiol 45(1):20150095. doi: 10.1259/dmfr.20150095.
40. Mills LW, Moses DT : (2002) [Review] Oral Health During Pregnancy. Am J Matern Child Nurs 27(5):275-280. doi: 10.1097/00005721-200209000-00006.
41. Brunick A, Clark MS : (2013) Nitrous oxide and oxygen sedation: an update. Dent Assist 82(4):12,14-6, 18-9; quiz 20-1. https://pubmed.ncbi.nlm.nih.gov/24003604/
42. Vt HTM, Aarthi Nisha VAA : (2013) Dental considerations in pregnancy-a critical review on the oral care. J Clin Diagn Res 7(5):943-953. doi: 10.7860/JCDR/2013/5405.2986.
43. Procter SB, Campbell CG : (2014) Position of the Academy of Nutrition and Dietetics: Nutrition and Lifestyle for a Healthy Pregnancy Outcome. J Acad Nutr Diet 114(7):1099-1103. doi: 10.1016/j.jand.2014.05.005.
44. Khawaja N, Renton T : (2015) Pain Part 34: Acute Orofacial Pain. Dent Update 42(5):442-444. doi: 10.12968/denu.2015.42.5.442.

Chapter
4

# 노인의 구강보건과 필요 영양소

세계보건기구(WHO)는 노인들의 중추적인 관심사이자 건강한 노화를 달성하는 핵심 요소인 영양 건강 및 구강 건강 상태를 열거했다.[1,2] 세계보건기구의 노화와 건강에 관한 세계 보고서(World Report on Ageing and Health 2015)는 건강한 노화는 질병이 없는 것뿐만 아니라 노인들이 가치 있는 일을 하고 수행 할 수 있는 기능적 능력을 유지한다고 강조했다.[3] 세계치과연맹(Fédération dentaire internationale, FDI)은 구강 건강을 "다면적(multifaceted)"으로 정의하고 말하기, 웃기, 냄새, 맛, 촉각, 씹기, 삼키기, 통증, 불편함 및 질병 없이 얼굴 표정을 통해 다양한 감정을 표현할 수 있는 능력을 포함했다. 구강 건강에 대한 이 새로운 정의는 영양 섭취에서 구강 건강의 중요성을 인정했다. 적절한 영양 섭취를 통한 건강한 생활 습관은 여러 만성 질환의 진행을 예방하거나 지연시킬 수 있다.[3] 따라서 노인의 건강한 노화를 위해서는 좋은 영양 섭취와 구강 건강이 필수적이다.[3] 생리학적 연령 변화, 만성 의학적 상태 및 약물로 인해 나이가 들어감에 따라 영양 상태 및 구강 건강 상태가 좋지 않을 위험이 증가한다.[1,5,6] 영양 섭취와 구강 건강은 노인들의 건강에 대한 몇 가지 일반적인 사회적 결정 요인을 공유한다.[1,7] 노인들은 나이가 들어감에 따라 인지 능력과 기능 능력이 감소한다.[8] 노인들은 점차적으로 음식을 준비하고, 요리하고, 이를 닦는 자기 관리 능력을 잃을 수 있다.[1,9] 생리학적 연령 변화는 노인에서 미뢰(taste bud)와 타액선 위축을 초래한다.[9,10] 미뢰의 변화는 미각 감각을 변화시켜 음식 선호도의 변화와 식욕 감소로 이어질 수 있다.[11] 타액 분비는 씹기와 삼키기를 용이하게 하며, 타액 분비 저하(hyposalivation)는 씹기와 삼키기를 어렵게 만들어 노인들이 더 부드러운 음식과 섬유질이 적은 식이 요법을 하도록 유도한다.[11] 질병관리청에 따르면, 건강한 성인이 하루에 분비하는 1,000~1,500mL보다 적게 타액을 분비하게 된다면 구강 건조증(xerostomia)이라 한다. 65세 이상 인구의 30%에서 나타날 정도로 흔한 증상이다. 타액 분비 저하 또한 치아 우식증 및 치주 질환과 같은 구강 질환의 발병 위험을 증가시킨다.[11] 관절염 및 파킨슨병과 같은 노인의 만성적인 건강 상태는 영양 및 구강 건강관리뿐만 아니라 자기 관리 능력을 더욱 감소시킨다.[9] 노인들은 음식을 주문하거나 치과 서비스에 참석하는 데 도움이 필요할 수 있다. 이러한 의학적 상태와 관련된 약물은 소화 시스템의 영양 흡수에 영향을 줄뿐만 아니라 타액 분비 저하의 위험을 증가시킨다.[11] 혼자 살거나(독거), 저소득 및 낮은 건강 문맹 퇴치와 같은 건강의 사회적 결정 요인은 식량 공급과 치아 건강관리를 노인들이 쉽게 이용할 수 있고, 저렴하게 이용할 수 있게 한다.[1,7] 따라서 노년층은 다른 연령층에 비해 영양과 구강 건강이 좋지 않을 위험이 높다.

미국 치과의사협회는 식이 요법과 영양 및 구강 건강 사이의 양방향 관계를 확인했다.[12] 영양 섭취와 식습관은 치아 우식증, 치주질환, 치아 마모, 구강암 등 구강질환의 위험에 영향을 미친다. 노인의 경우 치아 우식증, 치주 질환, 마모된 치열, 구강 건조 및 부적절한 틀니와 같은 열악한 구강 상태가 통증, 감염 및 치아 손실을 유발하여 영양 섭취에 영향을 줄 수 있다.[13,14] 고령자는 구강 및 전신 건강에 영향을 미치는 영양 결핍 또는 불균형의 위험이 있으며, 건강에 해로운 근육 손실로 이어질 수 있고, 기능 상태 즉, 움직이고 씹을 수 있는 능력이 감소되고, 독립적으로 면역 기능이 감소될 수 있다.[15] 일반적인 건강관리 서비스에 구강 건강을 통합하는 것은 노인의 좋은 영양 및 구강 건강 상태를 보장하는 데 가장 중요하다.[16] 다학제팀(multidiciplinary team)은 포괄적인 노인 평가를 수행하고, 모든 노인이 평생 동안 구강 및 일반 건강을 유지할 수 있도록 조정되고 통합되며, 환자 기반의 치료 계획을 수립해야 한다.[16] 이 문헌고찰의 목적은 고령자의 식이 요법과 영양 및 구강 건강 사이의 연관성에 대한 증거 기반 요약과 영양 및 구강 건강 상태 개선에 대한 함의를 제공하는 것이다. 이 리뷰는 미국 국립의학 도서관 논문, 자료 검색 제공을 하는 펍메드(PubMed) 및 구글 학술검사(Google Scholar) 데이터베이스에서 확인된 임상 연구 및 리뷰를 포함한 영어 간행물과 세계 보건기구, 세계 치과 연맹 및 미국 치과의사협회(ADA)와 같은 국제기구 웹 사이트에서 2023년 5 월까지 제공되는 정보를 기반으로 하였다. 검색은 "다이어트(diet)", "영양(nutrition)", "(영양소)", "영양 섭취(nutritional intake)", "영양[영양불량(malnutrition)]", "구강 건강(oral health)", "구강 질환(oral disease)" 키워드를 사용하여 수행되었다.

# 식이요법과 영양섭취가 구강건강에 미치는 영향

다이어트는 개인이 섭취하는 음식과 음료를 비롯하여 식사와 관련된 정신적, 신체적 상황(섭취 빈도 및 방법)을 말한다. 영양은 신체가 필요로 하는 다량 영양소(단백질, 탄수화물 및 지방) 및 미량 영양소(비타민과 미네랄)를 나타낸다.[12] 특정 유형의 다량 영양소 또는 미량 영양소의 섭취와 섭취 빈도와 같은 식이 행동은 구강 건강에 영향을 줄 수 있다.[17] 세계보건기구(WHO)가 "영양소 섭취의 결핍 또는 과잉, 필수 영양소의 불균형 또는 영양소 이용의 손상"으로 정의한 영양실조는 노인의 구강 건강과도 관련이 있다.[18]

# 치아 우식증

치아 우식증은 바이오필름(치태, dental plaque)의 박테리아가 식이 탄수화물의 발효를 통해 생성하는 산성 대사산물로 인해 치아 경조직의 탈회로 발생한다.[19] 전 세계 노인 인구의 절반이 치료되지 않은 치아 우식증을 앓고 있으며, 식이 요법은 노인의 우식 위험 요소 중 하나이다.[20] 발효성 탄수화물(fermentable carbohydrate, 설탕과 전분)이 우식의 시작과 진행에 필수적이라는 명백한 증거가 있다.[17] 우식 위험은 탄수화물의 종류와 양 및 섭취 빈도에 따라 다르다.[17] 세계 보건기구(WHO)는 유리당(free sugar)이 우식증 발병의 핵심 요소임을 인식하고, 유리당을 제조업체, 요리사 또는 소비자가 식품 및 음료에 첨가하는 모든 단당류(monosaccharides) 및 이당류(disaccharides), 꿀, 시럽, 과일 주스 및 과일 주스 농축액에 자연적으로 존재하는 당으로 정의했다. 모든 유리당 중에서 자당(sucrose)은 산으로 빠르게 전환되어 pH가 크게 떨어지기 때문에 더 많은 주의를 기울여야 한다.[17,22] 또한, 자당은 칼슘, 인 및 불화물과 같은 완충 요소의 농도가 낮은 생물막의 형성을 촉진하는 세포외 글루칸(glucan), 프룩탄(fructan) 및 세포내 저장 화합물(intracellular storage compounds)로 합성 될 수 있다.[17,22] 총 에너지 섭취량의 10% 이상을 섭취하는 식이 요법이 치아 우식증의 위험을 증가 시킨다는 것을 보여주는 적당한 증거가 있다.[17,23]

따라서 세계 보건기구(WHO)는 총 에너지 섭취량의 10% 미만의 유리당 섭취량을 권장하였으며, 평생 동안 유리당 섭취량을 줄이는 것이 좋다.[24] 노인들은 나이가 들면서 짠맛, 단맛, 감칠맛[umami, Savoy taste, うま味, 감칠맛은 단맛, 신맛, 쓴맛, 짠맛과 더불어 다섯 가지 기본 맛 중의 하나이다. 중국어로는 선미라고 하며, 일본어로는 우마미, 영어로는 'Savory taste'라고 한다. 1908년 감칠맛이라는 용어는 이케다 기쿠나(Kikunae Ikeda, 池田 菊苗)에 교수가 umai(감치다, 맛있다)와 mi(味, 맛)를 조합한 말이다. 다시마에서 기존의 맛과 전혀 다른 제 5의 맛을 추출해 우마미(旨味, 감칠맛)라고 명명했다.]에 대한 미각 인식이 감소하고 더 강한 맛을 선택하는 경향이 있으며, 단맛과 짠 음식을 더 많이 섭취하여 설탕 섭취를 증가시킬 수 있다.[25] 한 연구에 따르면 커피나 차에서 자당을 섭취하는 것이 지역 사회에 거주하는 노인들의 치근 표면 우식증의 증가와 관련이 있음이 밝혀졌다.[26] 설탕 섭취의 빈도는 우식증 발달의 또 다른 중요한 요소이다.[27] 설탕 섭취 후 pH가 떨어지면 30분 이상 지속될 수 있다.[27] 따라서 설탕 섭취가 빈번하면 치아 생물막의 pH가 지속적으로 낮게 유지되어 우식증 발생 위험이 높아진다.[27] 노인들은 나이 변화, 전신 질환 및 약물 치료로 인한 식욕 감소로 인해 식사 중 음

식의 양이 적어지는 경향이 있지만, 식간에 간식 습관을 형성할 수 있다.[11,28] 연구에 따르면 미국 노인의 84% 이상이 간식 습관을 가지고 있다. 연구에 따르면 간식 습관은 이러한 노인들이 적절한 일일 영양 섭취를 얻는 데 도움이 된다는 것이 밝혀졌다.[29] 그러나 이러한 연구들은 잦은 간식 습관이 구강 건강에 미칠 수 있는 부작용을 고려하지 않았다.

# 치주질환

치주질환은 치주의 염증으로, 치석이 염증을 중재하기 위한 일련의 숙주 반응을 유도하여 감수성이 있는 개인에서 치주낭 형성, 치은 퇴축(gingival recession) 및 치조골 재흡수로 특징지어지는 조직 파괴를 초래한다.[30,31] 치주질환은 노년기에 누적되고 유행하며, 전 세계 노인 인구의 60% 이상에 영향을 미친다.[32] 치주 질환이 식이 요법과 관련이 있음을 나타내는 새로운 증거가 있다.[17] 특정 식이 패턴과 영양소 섭취는 면역 매개 염증 반응을 유발하거나 조절하여 치주 질환의 발병에 영향을 줄 수 있다.[33] 탄수화물과 포화 지방이 풍부한 식이 요법은 전염증성이며 치주 질환의 위험을 증가시킬 수 있지만, 고도 불포화 지방산, 섬유소, 과일, 채소, 항산화 미량 영양소 및 칼슘이 풍부한 식이 요법은 항염증성이며, 치주 질환의 위험을 감소시킬 수 있다.[17,33] 체계적인 검토에 따르면 치주 질환의 위험은 지역 사회 거주 노인의 지방산, 비타민 C, 비타민 E, 베타카로틴, 섬유소, 유제품 칼슘, 과일 및 채소 섭취와 반비례 관계가 있음이 밝혀졌다.[33] 오메가-3 고도 불포화 지방산과 비타민 C, 비타민 E 및 베타카로틴과 같은 식이 항산화제의 섭취가 증가하면 치주 질환의 진행이 지연되고, 일본 노인에서 임상 부착 손실을 가진 치아 수가 감소하는 것으로 나타났다.[34,35] 오메가-3 다가 불포화 지방산은 분해성(pro-resolving) 지질 매개체를 증가시켜 파괴적인 염증 반응을 조절하는 반면, 식이 항산화제는 산화 스트레스 수준을 완화시켜 치주 조직의 염증을 감소시킨다.[34,35] 유제품, 특히 우유 및 발효 식품의 총 유제품 칼슘 섭취량이 증가하면 덴마크 노인에서 치주염 위험이 감소했다.[36] 그러나 대부분의 연구는 작은 표본 크기를 기반으로 했기 때문에 품질이 약한 것으로 평가 되었다.[33] 최근의 연구는 치주 치료 후 임상 결과를 개선하기 위해 과일 및 채소 추출물과 프로바이오틱스(probiotics)의 보조 섭취를 사용하는 것에 초점을 맞추었지만 그 증거는 여전히 약하다.[17]

# 치아 마모

치아 마모의 유행률은 나이에 따라 증가해서 7 세의 나이에 최대 17%까지 된다.[9] 치아 마모는 교모증(attrition, 치아 교모는 기능적 또는 부기능적 치아 간 접촉의 직접적인 결과로 치아의 절단 또는 교합 표면이 기계적으로 마모되는 것이다.), 마멸(abrasion, 마멸은 이물질로 인한 기계적 힘에 의해 치아 구조가 손실되는 것이다.), 침식(erosion, 침식은 치아의 에나멜질과 상아질을 녹이는 산에 의해 치아 표면이 마모되는 현상이다.), 굴곡파절(anfraction, 굴곡파절은 굽힘력으로 인한 치아 구조의 손실이다.)이 있다.[36] 이는 치과 연구에서 뒷받침되지 않았지만, 특히 시멘트질-에나멜질 연접부(cementoenamel junction, CEJ)에서 에나멜질이 법랑소주(enamel rod 또는 enamel prism, 치아 에나멜질의 기본 단위이다. 영장류의 직경이 3~6μm인 에나멜 프리즘은 수산화인회석 결정 구조로 촘촘하게 채워져 있다. 수산화인회석 결정은 육각형 모양으로 프리즘에 강성을 제공하고 에나멜을 강화한다.)를 분리함으로써 이러한 패턴의 파괴를 겪는다는 가설이 있다.] 또는 이들의 조합을 포함한다.[9] 치과 침식은 식이 요법과 밀접한 관련이 있다.[9,37] 미국 치과의사협회(American Dental Association)는 치과 침식을 박테리아를 포함하지 않는 산성 용해의 화학적 과정으로 인한 치과 경조직의 점진적이고 돌이킬 수없는 손실로 정의했다.[38] 산의 원천은 탄산/청량음료 및 산성 과일주스와 같은 산성식품/음료의 소비로 인해 종종 위 역류 또는 외인성으로 인해 내재 될 수 있다.[38] 음식/음료의 pH는 치열에 대한 침식 가능성에 영향을 미친다.[39] 치아는 pH 2.0~4.0에서 침식되며, pH가 4.0 보다 낮으면 음식물/음료가 치아에 침식되는 것으로 간주된다.[40] 한 연구는 미국에서 상업적으로 이용 가능한 음료 379개의 pH를 평가했고 레몬주스에서 가장 낮은 pH 2.4를 검출했다.[40] 문헌에서는 100% 과일주스 섭취와 치아 부식 사이의 긍정적인 관계가 보고되었다. 연구에 따르면 천연 과일주스를 자주 섭취하면 치아 부식 위험이 1.2의 교차비(odds ratio, 어떤 사건이 일어날 확률(P)을 사건이 일어나지 않을 확률(1-P)로 나눈 값이다. 질병이 있는 경우 위험인자 유뮤의 비와 질병이 없는 경우 위험인자 유무의 비의 비로 주로 환자-대조군 연구에서 사용하며 통계분석에서 수학적인 장점이 있다.)로 증가하는 것으로 나타났다.[41,42] 과일은 미국인을 위한 식단 지침에서 제안한 대로 건강한 식단 패턴과 노인의 건강한 노화를 이루는 데 중요한 역할을 한다.[43] 다양한 산성 과일주스(석류, 체리, 비트)를 섭취하면 노인의 인지 기능, 저밀도 지단백(low-density lipoprotein, LDL) 콜레스테롤 수치, 혈압을 포함한 수많은 건강 상태가 개선되는 것으로 나타났다.[44,45] 많은 노인들이 건강한 생활 방식으로 과일이나 과일주스 섭취를 늘리도록 권장 받았지만 과일이나 과일주스가 치아에 미치는 해로운 영향에 대해서는 알지 못했다.[46] 한 연구에 따르면 과일 섭취 시기가 치아 마모 진행에 결정적인 것으로 나타났으며, 식간에 과일을 섭취한 경우가 식사와 함께 과일을 섭취한 경우보다 교차비(3.64)가 유의하게 증가했다.[47] 노인에게는 치아 마모 진행을 피하기 위해 적절한 과일 섭취 식이 습관에 대해 알려줄 수 있다. 영양 결핍 위험이 있는 노인에게는 식이 보충제를 처방할 수 있다. 모든 보충제 중에서 씹을 수 있는 비타민 C(아스코르브산, ascorbic acid) 정제는 교차비가 1.16으로 치아 부식 위험을 증가시켰다.[47] 그러나 노인을 대상으로 식이와 영양과 치아 마모 간의 연관성을 조사한 연구는 제한적이었다.

# 구강암

구강암은 전 세계에서 13번째로 흔한 암이며, 알코올 소비는 구강암의 주요 원인 중 하나이다.[48] 우리나라 국민이 기대수명(83.6세)까지 생존할 경우 암에 걸릴 확률은 38.1%이며, 남자(기대수명 80.6세)는 5명 중 2명(39.1%), 여자(기대수명 86.6세)는 3명 중 1명(36.0%)에서 암이 발생할 것으로 추정되었다.[49] 구강암 위험은 나이가 들면서 증가하므로 65세 이상 성인에서 더 높다.[9,50] 알코올 소비가 증가하면 구강암 위험이 상당히 증가한다는 강력한 증거가 있다.[50] 알코올 소비는 하루에 3잔 이상 소비하는 경우 알코올을 전혀 소비하지 않는 경우와 비교했을 때 두경부암과 관련이 있었다.[50] 알코올의 주요하고 가장 독성이 강한 대사산물인 아세트알데히드는 DNA 합성과 복구를 방해하고 발암 연쇄 반응을 유발한다고 믿어졌다.[50] 식이요법과 영양 및 구강암 간의 연관성에 대한 증거는 제한적이지만, 연구 결과는 일반적으로 전분이 없는 채소를 더 많이 섭취하면 구강암 위험이 감소한다는 것을 일관되게 나타냈다.[50] 제안된 메커니즘은 카로티노이드, 비타민 A, 비타민 C, 비타민 E 및 플라보노이드와 같은 채소에 포함된 광범위한 영양소와 식물 화학 물질의 항종양 효과였지만, 이들의 연관성과 근본적인 기전을 탐구하기 위해서는 추가 연구가 필요하다.[50] 치아우식증, 치주질환, 치아 마모, 구강암 등의 구강질환은 식습관 및 영양과 관련이 있다는 것이 문헌을 통해 밝혀지고 있다.[15] 그림 1은 식이와 영양이 구강 건강에 어떤 영향을 미치는지 요약한 것이고, 표 1은 식이와 영양이 구강 건강에 미치는 영향에 대한 임상 연구와 체계적 고찰을 나열한 것이다. 식이가 치주질환에 미치는 영향에 대한 임상 연구는 수없이 많았지만, 그 증거는 횡단면 연구나 종단 연구에서만 나왔다. 게다가 식이가 치아 마모와 구강암에 미치는 영향을 조사한 임상 연구는 노인을 대상으로 하지 않고 주로 성인을 대상으로 실시되었다. 노인에서 식이와 구강 질환 간의 인과 관계를 확인하기 위해서는 보다 고수준의 임상 연구를 수행하는 것이 필수적이다.

그림 1. 식단과 영양이 구강 건강에 미치는 영향

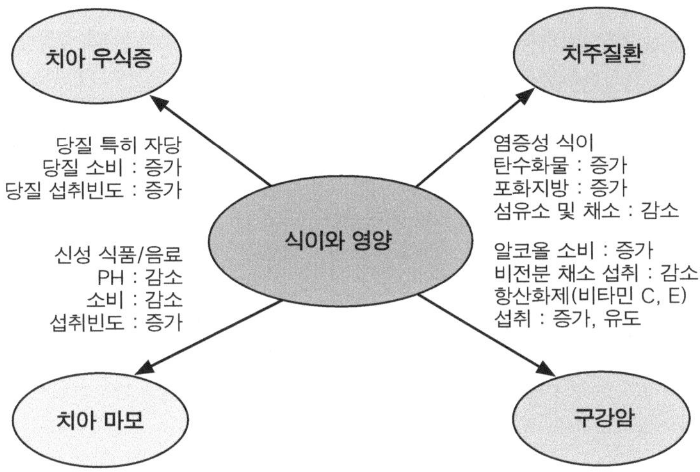


표 1. 구강 건강에 대한 식단과 영양에 대한 체계적 고찰과 임상 연구(연구는 노인을 대상으로 지정됨).

| 연구 유형(저자, 년도) | 제목 | 주요 발견 |
|---|---|---|
| **치아 우식**<br>체계적 리뷰(Chan 등, 2021)[20]<br><br>횡단면 연구(Yoshihara 등, 2021)[26] | 노인에서 치아 우식 상태에 대한 체계적 리뷰<br>일본 노인 코호트에서 식이와 치근면 치아 우식 | 식이가 노인에서 우식의 위험인자<br>커피나 차를 통한 자당 고섭취와 저우유 섭취는 치근면 우식의 증가와 동반됨 |
| **치주질환**<br>체계적 리뷰 (O'Connor 등, 2020)[33] | 영양소와 식품군의 섭취가 부족하면 지역 사회에 거주하는 노인의 치주 질환 위험이 증가합니다: 체계적 문헌 검토 | 지방산, 비타민 C, 비타민 E, 베타카로틴, 섬유질, 칼슘, 유제품, 과일, 채소를 많이 섭취하면 치주 질환 위험은 반비례하는 것으로 나타났다. |

| | | |
|---|---|---|
| 종단 연구(Iwasaki 등, 2011)[34] | 지역 사회 기반 일본 노인의 n-6 대 n-3 다중 불포화 지방산의 식이 비율과 치주 질환: 3년 추적 연구 | 높은 식이의 n-6 대 n-3 다중불포화지방산 비율은 치주질환 발생 건수의 증가와 관련이 있었다. |
| 종단 연구(Iwasaki 등, 2013)[35] | 지역사회 기반 일본 노인의 식이 항산화제와 치주 질환: 2년 추적 연구 | 항산화제(비타민 C, 비타민 E, $\alpha$-카로틴, $\beta$-카로틴)를 많이 섭취하면 치주 질환 진행과 반비례 관계가 있는 것으로 나타났다. |
| 횡단면 연구(Adegboye 등, 2012)[36] | 덴마크 노년층의 치주염과 관련된 유제품 섭취 | 총 유제품, 우유, 발효식품 섭취는 치주염 위험 감소와 관련이 있는 것으로 나타났다. |
| **치아 마모**<br>체계적 리뷰(Liska 등, 2019)[39] | 100% 과일 주스와 치과 건강: 문헌의 체계적 검토 | 100% 과일주스 섭취는 성인의 치아 부식에 영향을 미칠 수 있다. |
| 사례 대조 연구(O'Toole 등, 2017)[45] | 식이 산 섭취 시기와 치아 부식 마모: 사례 대조 연구 | 식사 사이에 산을 섭취하면 성인의 치아 부식성 마모 위험이 증가한다(오즈비: 11.84). |
| 체계적 리뷰(Li 등, 2012)[46] | 치아 부식과 관련된 식이 요인: 메타 분석 | 성인의 경우 청량음료(오즈비: 2.41)와 비타민 C(오즈비: 1.16) 섭취가 치아 부식과 관련이 있는 것으로 나타났다. |
| **구강암**<br>체계적 리뷰(Hashibe 등, 2007)[42] | 담배를 전혀 피우지 않는 사람의 알코올 음주, 음주를 전혀 사용하지 않는 사람의 담배 흡연 및 두경부암 위험: 국제 두경부암 역학 컨소시엄(Head and Neck Cancer Epidemiology Consortium)의 통합 분석" | 매일 2잔 이상의 알코올을 섭취하면 두경부암 위험이 증가한다(오즈비: 2) |

# 구강 건강이 식단과 영양에 미치는 영향

구강은 소화관의 첫 번째 부분에 있으며 음식물 덩어리를 영양 섭취를 위해 위장으로 운반하기 위해 씹고, 타액을 분비하고, 삼키는 것을 담당한다.[51] 노인의 경우 충치, 치주 질환, 치아 마모, 구강암과 같은 몇 가지 흔한 치과 문제로 인해 통증, 감염, 치아 상실이 유발되고 영양 섭취를 위한 정상적인 소화 과정이 위험에 처할 수 있다.[9] 타액 분비는 미각, 덩어리(bolus, 특히 부분적으로 소화된 음식의 작고 둥근 덩어리) 형성 및 삼키기에 중요하다. 노인에서 일반적인 구강 질환인 저타액 분비는 따라서 영양 섭취에 영향을 미칠 수 있다.[9] 감소된 영양 섭취를 통제하지 않으면 영양 결핍으로 이어질 수 있으며, 이는 노쇠(frailty, 사망률 및 이환율과 관련이 있다.[13] 2001년 프리드(Fried LP) 등의 정의로 "노쇠증은 나이가 들면서 매우 흔하게 나타나며 사망, 요양원 입원, 낙상, 병원 입원을 포함한 건강에 부정적인 영향을 미칠 위험이 높은 것으로 간주된다."[52]

## 통증

충치, 치주 질환 및 치아 마모는 상아질 과민증 또는 통증을 유발할 수 있으며, 이는 음식 선택을 제한하고 씹는 효율성을 감소시키며 영양 섭취를 방해한다.[13] 치통이 있는 핀란드의 재택 요양 노인은 구강 건강과 관련된 씹기 문제 위험(오즈비 10.3)이 증가했다.[53] 독일의 요양원에서 실시한 또 다른 연구에 따르면 씹을 때 불편함을 느끼는 노인은 음식을 더 많이 피하는 것으로 나타났다.[54] 최근 연구에 따르면 잘 맞지 않는 틀니, 충치 또는 상아질 과민증으로 인한 씹을 때의 통증이 지역 사회에 거주하는 노인의 영양 결핍 발생률을 결정하는 요인이었으며 위험비는 2였다.[13] 기저 구강 상태를 진단하고 관리하면 노인의 영양 결핍을 예방하는 데 도움이 될 수 있다고 제안했다.

# 감염

구강 건강이 좋지 않으면 전반적인 건강에 영향을 미칠 수 있다.[9] 치근단염 및 치주질환과 같은 구강 감염은 전신적으로 만성 저급 염증을 유발하여 음식 섭취 감소와 근육 분해 증가로 인한 대사 변화로 식욕부진을 초래할 수 있다.[55] 만성 저급 염증은 인터류킨 1(interleukin 1), 인터류킨 6(interleukin 6) 및 종양괴사인자 알파(tumor necrosis factor α)의 순환 수치를 증가시켜 위 비우기를 지연시키고, 소장 운동성을 억제하여 음식 섭취 감소 또는 식욕 부진으로 정의되는 식욕 부진을 초래한다.[55] 다인자적 상태인 식욕 부진은 노인 인구의 5분의 1에게 영향을 미치며 노인의 영양 결핍, 허약함, 이환율 및 사망률과 관련이 있다.[27] 전신 염증은 근육 분해 증가로 대사를 변화시켜 근육량과 근력이 감소한다.[56] 이는 근육의 기능적 상태를 손상시켜 허약한 노인이나 근육량과 근력이 점진적으로 빠르게 감소하는 병리적 상태인 근육감소증이 있는 노인의 씹는 효율성과 이동성을 감소시켜 기능 저하를 초래한다.[56] 허약한 노인의 구강 건강, 영양실조, 근육감소증(sarcopenia) 간의 연관성에 대한 증거가 증가하고 있으며, 이는 노인의 보다 나은 치료를 위해 다학제간 개입이 필요하다는 것을 시사한다.[57]

# 치아 상실

치아는 음식물 입자를 작은 조각으로 자르고, 찢고, 갈아서 타액에 섞어 삼키기 위한 덩어리를 형성하는 역할을 한다.[58] 세계보건기구는 적절한 기능을 보장하기 위해 보철물 없이 최소 20개의 자연 치아를 유지해야 한다고 명시하고 있으며, 문헌은 기능적 치열을 제공하기 위해 최소한의 교합 자연 치아 한 쌍이 필요하다는 결론을 더욱 뒷받침한다.[59,60] 치아 우식증과 치주질환은 치료하지 않으면 결국 치아 상실로 이어질 수 있다.[9] 치아 상실의 유병률은 연령에 따라 증가하며 65세에서 발생률이 가장 높다.[61] 2015년~2018년에 미국에서 65세 이상 노인의 완전 치아 상실 유병률은 13%였고, 저개발 국가에서는 상황이 더 나쁠 가능성이 있다.[62-64] 자연 치아 상실은 노인이 씹는 것을 더 어렵게 만든다. 기능적 치열이 부족한 노인은 씹는 장애 위험(오즈비 4.7)이 증가했다[65]. 치아 상실은 삼키는 데도 영향을 미친다. 음식 덩어리(bolus) 크기는 치아 수가 감소할수록 커지고, 음식 덩어리 크기가 증가할수록 삼키는 데 어려움이 커진다.[66] 심각한 치아 상실이 있는 노인은 단백질, 섬유질, 미네랄 및 비타민의 주요 공급원인 육류, 과일 및 채소와 같은 단단한 음식을 피하는 경향이 있다.[67] 기능적 치열(functional dentition)이 부족하거나 무치증(edentulism)으로 이어지는 심각한 치아 상실은 영양 섭취에 영향을 미치고 노인의 영양 결핍 위험을 21% 증가시킨다.[67]

# 타액 분비 저하

타액 분비 저하(hyposalivation)는 노인 인구의 3분의 1에 영향을 미치는 일반적인 상태이다.[68] 연령 변화, 만성 질환 및 약물은 노인의 타액 분비 저하에 영향을 미친다.[9] 타액 분비 저하는 미각을 변화시키고 삼키는 것을 방해하여 많은 노인이 더 부드러운 음식을 선택하게 할 수 있다.[11] 단면 연구에 따르면 타액 분비 저하가 있는 일본 노인은 야채와 생선 섭취가 현저히 줄어 타액 분비 저하가 없는 노인보다 오메가-3 다중불포화지방산, 비타민 E, 비타민 B6 및 엽산 섭취가 낮은 것으로 나타났다.[69] 타액 분비 저하는 탈착식 의치의 유지력을 감소시키고 따라서 노인이 씹을 때 의치를 착용하는 편안함을 감소시킬 수 있다.[13] 잘 맞지 않는 의치로 씹을 때의 통증은 노인의 영양 결핍 위험 요인이었다.[13] 그러나 타액분비 저하와 영양실조 사이의 연관성에 대한 증거는 여전히 부족하다.[13] 일반적으로 통증, 감염 또는 치아 상실과 함께 구강 건강이 좋지 않으면 영양 섭취가 감소할 수 있으며, 통제하지 않으면 노인의 거대 영양소, 미네랄 및 비타민 섭취가 부족하여 영양 결핍으로 이어질 수 있다. 대량 영양소(단백질, 탄수화물 및 섬유질)는 근육량과 근력을 유지하는 데 필수적이며 미량 영양소(미네랄 및 비타민)는 면역 기능을 조절하는 핵심 요소이다.[70] 대량 영양소 섭취가 부족하면 건강에 해로운 근육 손실로 이어지고 근육 감소증과 허약함이 발생할 위험이 높아질 수 있다.[70] 미량 영양소 결핍은 노인의 면역 기능을 손상시키고 감염 위험을 증가시키며 질병에서 회복하는 것을 지연시킬 수 있다.[69] 그림 2는 구강 건강이 영양 섭취에 어떤 영향을 미치는지 설명합니다.

**그림 2. 영양소 섭취에 대한구강 건강의 영향**

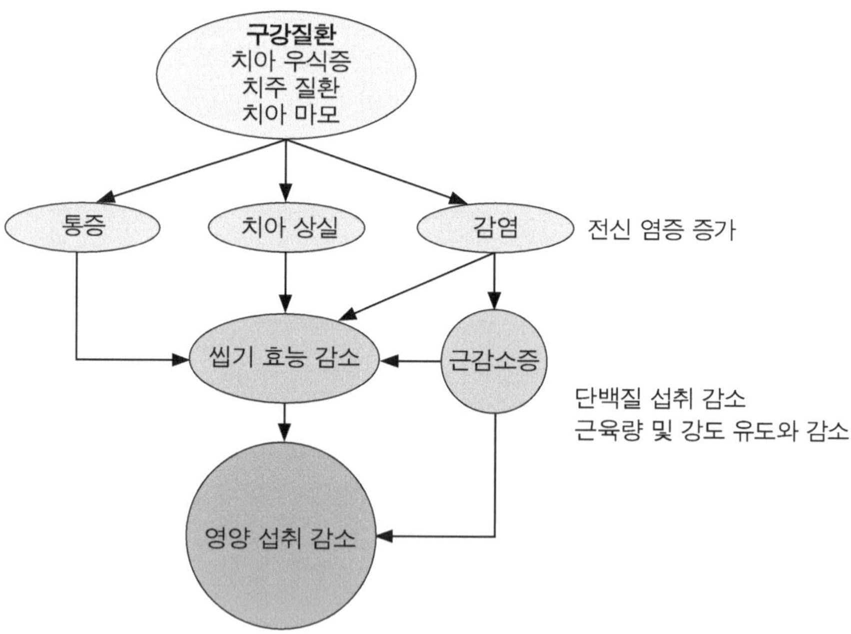

**표 2. 구강 상태가 영양 섭취에 미치는 부작용에 대한 임상 연구와 체계적 고찰. 치아 상실과 통증이 씹기와 영양 섭취에 미치는 영향에 대한 증거가 나타나고 있지만, 횡단면 및 종단 연구에서 더 많은 것을 알았다. 그럼에도 불구하고 타액 분비 저하가 영양 섭취에 미치는 영향에 대한 증거는 여전히 부족하다.**

| 연구 유형(저자, 년도) | 제목 | 주요 발견 |
|---|---|---|
| **좋지 못한 구강 건강**<br>체계적 리뷰(Algra 등, 2021)[18] | 노인의 영양실조와 구강 건강의 연관성: 체계적 고찰 | 노령자의 경우, 영양실조는 자가 인식하는 구강 건강 불량, 기능하는 치아가 적은 것과 같은 경조직 문제, 그리고 입술이 갈라지는 것과 같은 연조직 문제와 관련이 있었다. |
| **씹기에 따른 통증**<br>종단적 연구(Klesswetter 등, 2019)[13] | 지역사회 거주 노인의 영양실조 발생에 대한 구강 건강 결정인자 | 음식을 씹을 때 치통이 나는 경우 노인의 영양실조 위험(오즈비: 2.14)이 높아진다. |
| 단면 연구(Salmi 등, 2022)[54] | 노령 가정 간병 고객들 사이의 식사 문제 | 무치악 노인(오즈비: 3.5)과 치통이나 틀니 문제가 있는 노인(오즈비: 10.3)은 구강 건강과 관련된 식사 문제 위험이 더 높았다. |
| 단면 연구(Altenhoevel 등, 2012)[55] | 노인의 자기인식 씹기기능이 영양 및 위장관 질환에 미치는 영향 | 의치 유지는 영양 상태에 영향을 미쳤습니다. 씹는 문제, 의치 불편함 또는 잘 맞지 않는 의치는 노인의 음식 회피 및 소화기 질환 발생률을 증가시켰다. |

| | ← | |
|---|---|---|
| **치아 상실**<br>단면 연구<br>(Singh 등, 2012)[65] | 치아 상실 및 기타 구강 상태로 인한 노인의 씹기 장애 | 노령자의 경우, 씹는 능력은 기능적 치아 상실(오즈비: 4.2), 치통(오즈비: 4.88), 과운동성 치아(오즈비: 4.7)와 관련이 있다. |
| 체계적 리뷰(Zelig 등, 2022)[67] | 노인의 치아 상실과 영양 상태: 체계적 고찰 및 메타 분석 | 영양실조는 노령 인구에서 기능적 치아 상실과 관련(오즈비: 1.21)이 있었다. |
| 무작위 임상시험<br>(McKenna 등, 2012)[71] | 부분치아노령자의 영양 상태에 대한 치아 교체 전략의 영향 | 보철 재활은 노인의 영양 상태를 개선했다. |
| **타액 분비 저하**<br>단면 연구(Iwasaki 등, 2016)[69] | 지역사회 기반 노인 일본인의 타액 분비 저하와 식이 영양소 섭취 | 일본 노인의 n-3 다중불포화지방산, 칼륨, 비타민D, 비타민E, 비타민B6, 엽산 섭취 부족으로 저타액증 위험 증가 |

# 노인의 영양 및 구강 건강 개선을 위한 함축된 의미

식이요법과 영양 및 구강 건강은 상호 연관되어 있다. 노인은 영양 결핍과 구강 건강 악화의 위험에 처해 있다. 세계보건기구와 FDI 세계치과의사연맹은 노인을 위한 일반 건강관리 서비스에 구강 건강관리를 통합하는 것이 영양 및 구강 건강 상태를 개선하는 데 필수적인 전략이라는 데 동의했다.[16] 구강 및 건강관리 전문가를 포함한 다학제간 팀은 노인의 구강, 영양 및 의학적 상태를 포함하는 포괄적인 노인 평가를 실시하여 구강 및 전반적인 건강을 개선하기 위한 환자 중심의 조정되고 통합된 치료 계획을 수립하기 위해 협력해야 한다.[73] 정책 입안자, 국제 전문 기관, 공중 보건 전문가, 학자 및 개별 건강관리 전문가는 모두 이 통합을 옹호하는 데 도움을 줄 수 있다.[16] 정책 입안자는 자원, 재정 지원 및 다학제간 임상 환경을 제공하여 노인의 일반 건강관리 서비스에 구강 건강관리를 통합하도록 옹호해야 한다.[16] 대부분의 의료 전문가는 식단과 영양 및 구강 건강 간의 연관성을 알지 못하기 때문에 국제 전문가 조직에서 교육이나 워크숍을 제공하여 이 주제에 대한 인식을 높이고 지식과 기술을 향상시키는 것이 필수적이다.[74] 공중 보건 전문가는 대중을 위한 지역 사회 서비스를 수행하여 건강한 식단을 유지하는 것의 구강 건강상의 이점, 구강 및 전신 건강에 대한 영양실조의 부작용, 식품 포장의 영양 정보 라벨과 건강한 식습관의 중요성을 평가하는 것부터 시작하여 건강하고 적절한 영양을 얻는 방법에 대해 교육해야 한다.

학자들은 이러한 통합을 뒷받침할 더 많은 증거를 제공해야 한다. 식단과 영양 및 구강 건강 간의 연관성에 대한 대부분의 결과는 표본 크기가 작은 단면 연구에서 나왔다. 연구는 주로 일본, 미국 및 일부 유럽 국가와 같은 몇몇 국가에서 수행되었다. 노인의 식단과 영양과 구강 건강 간의 연관성을 더 잘 이해하기 위해 다른 국가에서 더 큰 표본 크기를 가진 더 많은 종단 연구를 수행해야 한다.[13] 또한 개입군(intervention arms)을 대상으로 한 임상 시험을 수행하여 다양한 영양 개입이 노인의 구강 건강 결과를 개선하는 데 효과적인지 조사하여 임상적 사용에 대한 더 많은 증거를 제공해야 한다. 영양사는 노인에게 영양 조언을 제공할 때 구강 건강에 미칠 수 있는 잠재적 영향을 고려해야 한다. 간식 섭취 빈도와 음식이나 음료의 충치 유발 특성과 산도를 모두 고려해야 한다. 우유와 유제품, 차, 고섬유소 식품은 치아 우식 예방 효과가 있는 것으로 제안되었으며, 필요할 때 식사에서 설탕 섭취를 줄이기 위한 간식 대용품이나 대체 식품으로 권장될 수 있다.[75] 노인은 연어, 견과류, 섬유소, 채소에 다량으로 함유된 다중불포화 지방산 섭취를 늘려야 한다. 또한 노인은 치아 부식 발생률을 줄이기 위해 과일이나 과일 주스를 따로 섭취하는 것이 아니라 식사와 함께 섭취해야 한다. 구강 건강관리 전문가는 모든 노인을 대상으로 정기적으로 식이 분석을 실시하고 구강 건강을 개선하기 위한 식이 조언을 제공해야 한다. 또한 현재의 증거 기반 영양 권장 사항을 알고 노인에게 영양 결핍이나 불균형의 위험이 있을 수 있음을 알게 되면 영양사에게 적절히 의뢰해야 한다. 예방은 치료보다 낫기 때문에 노인의 평생 동안 양호한 구강 건강과 기능적 치열을 유지하기 위해 예방 조치를 제공하고 강화해야 한다.[7] 불소는 충치 예방에 대해 잘 입증되었으며, 불소치약을 하루에 두 번 사용하는 것은 노인을 위한 간단하고 편리하며 저렴한 충치 예방 방법이다[75] 보철 재활은 심각한 치아 상실이 있는 노인의 기능적 치열을 회복하여 영양 상태를 개선하는 데 고려될 수 있다.[71] 보철 치료와 개인화된 식이 상담을 병행하면 개인의 영양 상태를 더욱 개선할 수 있다는 것을 시사하는 증거가 늘어나고 있다.[76]

식단과 영양 및 구강 건강은 상호 연관되어 있다. 적절한 영양과 건강한 식습관은 구강 건강을 증진시키고, 기능적이고 건강한 치열은 영양 섭취를 돕는다. 영양 교육은 대중과 구강 및 건강관리 전문가의 인식을 높이는 데 가장 중요하다. 구강 건강을 일반 건강관리 서비스에 통합하면 모든 노인이 평생 구강 및 일반 건강을 유지하기 위해 조정되고 통합된 치료를 받을 수 있다. 노인들에게 구강보건교육이필요하며 보건소에 근무하는 치과위생사의 이 역할의 필요성이 매우 높다.

## ○ 참고 문헌


1. Keep Fit for Life: Meeting the Nutritional Needs of Older Persons. 2002. https://apps.who.int/iris/handle/10665/42515
2. Petersen PE, Kandelman D, Arpin S, Ogawa H : (2010) Global oral health of older people—Call for public health action. Community Dent Health 27(Suppl. S2):257–267. https://pubmed.ncbi.nlm.nih.gov/21313969/
3. World Report on Ageing and Health. 2015. https://apps.who.int/iris/handle/10665/186463
4. Glick M, Williams DM, Kleinman DV, Vujicic M, Watt RG, Weyant RJ : (2016) A new definition for oral health developed by the FDI World Dental Federation opens the door to a universal definition of oral health. Int Dent J 66:322–324. doi: 10.1111/idj.12294.
5. Dent E, Wright ORL, Woo J, Hoogendijk EO : (2023) Malnutrition in older adults. Lancet 401:951–966. doi: 10.1016/S0140-6736(22)02612-5.
6. Chan AKY, Tamrakar M, Leung KCM, Jiang CM, Lo ECM, Chu CH : (2021) Oral Health Care of Older Adults in Hong Kong. Geriatrics 6:97. doi: 10.3390/geriatrics6040097.
7. Peres MA, Macpherson LM, Weyant RJ, Daly B, Venturelli R, Mathur MR, Listl S, Celeste RK, Guarnizo-Herreño CC, Kearns C, Benzian H, Akkison P, Watt RG : (2019) Oral diseases: A global public health challenge. Lancet 394(10194):249–260. doi: 10.1016/S0140-6736(19)31146-8.
8. Halpern LR : (2020) The Geriatric Syndrome and Oral Health: Navigating Oral Disease Treatment Strategies in the Elderly. Dent Clin N Am 64:209–228. doi: 10.1016/j.cden.2019.08.011.
9. Chan AKY, Tamrakar M, Jiang CM, Lo ECM, Leung KCM, Chu CH : (2021) Common Medical and Dental Problems of Older Adults: A Narrative Review. Geriatrics 6:76. doi: 10.3390/geriatrics6030076.
10. Ogawa T, Annear MJ, Ikebe K, Maeda Y : (2017) Taste-related sensations in old age. J Oral Rehabi 44:626–635. doi: 10.1111/joor.12502.
11. Moynihan PJ : (2007) The relationship between nutrition and systemic and oral well-being in older people. J Am Dent Assoc 138:493–497. doi: 10.14219/jada.archive.2007.0201.
12. Nutrition and Oral Health. 2021. https://www.ada.org/resources/research/science-and-research-institute/oral-health-topics/nutrition-and-oral-health
13. Kiesswetter E, Hengeveld LM, Keijser BJ, Volkert D, Visser M : (2019) Oral health determinants of incident malnutrition in community-dwelling older adults. J Dent 85:73–80. doi: 10.1016/j.jdent.2019.05.017.
14. Petersen PE : (2003) The World Oral Health Report 2003: Continuous improvement of oral health in the 21st century—The approach of the WHO Global Oral Health Programme. Community Dent Oral Epidemiol 31(Suppl. S1):3–23. doi: 10.1046/j..2003.com122.x.
15. de Sire A, Ferrillo M, Lippi L, Agostini F, de Sire R, Ferrara PE, Raguso G, Riso S, Roccuzzo A,

Ronconi G, Invernizzi M, Migliario M : (2022) Sarcopenic Dysphagia, Malnutrition, and Oral Frailty in Elderly: A Comprehensive Review. Nutrients 14:982. doi: 10.3390/nu14050982.

16. Chan A.K.Y., Tsang Y.C., Jiang C.M., Leung K.C.M., Lo E.C.M., Chu C.H. Integration of Oral Health into General Health Services for Older Adults. Geriatrics. 2023;8:20. doi: 10.3390/geriatrics8010020.
17. Chapple IL, Bouchard P, Cagetti MG, Campus G, Carra MC, Cocco F, Nibali L, Hujoel P, Laine ML, Lingström P, et al. : (2017) Interaction of lifestyle, behaviour or systemic diseases with dental caries and periodontal diseases: Consensus report of group 2 of the joint EFP/ORCA workshop on the boundaries between caries and periodontal diseases. J Clin Periodontol 44(Suppl. S18):S39–S51. doi: 10.1111/jcpe.12685.
18. Algra Y, Haverkort E, Kok W, Etten-Jamaludin FV, Schoot LV, Hollaar V, Naumann E, Schueren MD, Jerković-Ćosić K : (2021) The Association between Malnutrition and Oral Health in Older People: A Systematic Review. Nutrients 13:3584. doi: 10.3390/nu13103584.
19. Selwitz RH, Ismail AI, Pitts NB : (200&) Dental caries. Lancet 369:51–59. doi: 10.1016/S0140-6736(07)60031-2.
20. Chan AKY, Tamrakar M, Jiang CM, Lo ECM, Leung KCM, Chu CH : (2021) A Systematic Review on Caries Status of Older Adults. Int J Environ Res Public Health 18:10662. doi: 10.3390/ijerph182010662.
21. Sugars and Dental Caries. 2017. https://www.who.int/news-room/fact-sheets/detail/sugars-and-dental-caries
22. Sheiham A, James WP : (2015) Diet and Dental Caries: The Pivotal Role of Free Sugars Reemphasized. J Dent Res 94:1341–1347. doi: 10.1177/0022034515590377.
23. Moynihan PJ, Kelly SA : (2014) Effect on caries of restricting sugars intake: Systematic review to inform WHO guidelines. J Dent Res 93:8–18. doi: 10.1177/0022034513508954.
24. Guideline: Sugars Intake for Adults and Children. https://www.who.int/publications/i/item/9789241549028
25. Sergi G, Bano G, Pizzato S, Veronese N, Manzato E : (2017) Taste loss in the elderly: Possible implications for dietary habits. Crit Rev Food Sci Nutr 57:3684–3689. doi: 10.1080/10408398.2016.1160208.
26. Yoshihara A, Suwama K, Miyamoto A, Watanabe R, Ogawa H : (2021) Diet and root surface caries in a cohort of older Japanese. Community Dent. Oral Epidemiol 49:301–308. doi: 10.1111/cdoe.12602.
27. van Loveren C : (2019) Sugar Restriction for Caries Prevention: Amount and Frequency. Which Is More Important? Caries Res 53:168–175. doi: 10.1159/000489571.
28. Wysokiński A, Sobów T, Kłoszewska I, Kostka T : (2015) Mechanisms of the anorexia of aging—A review. Age 37:9821. doi: 10.1007/s11357-015-9821-x.
29. Zizza CA, Tayie FA, Lino M : (2007) Benefits of snacking in older Americans. J Am Diet Assoc 107:800–806. doi: 10.1016/j.jada.2007.02.002.
30. Cekici A, Kantarci A, Hasturk H, Van Dyke TE : (2014) Inflammatory and immune pathways in the pathogenesis of periodontal disease. Periodontol 2000 64:57–80. doi: 10.1111/prd.12002.

31. Tsang Y, Corbet E, Jin L : (2018) Subgingival glycine powder air-polishing as an additional approach to nonsurgical periodontal therapy in subjects with untreated chronic periodontitis. J. Periodontal Res 53:440–445. doi: 10.1111/jre.12532.
32. Genco RJ, Sanz M : (2020) Clinical and public health implications of periodontal and systemic diseases: An overview. Periodontol 2000 83:7–13. doi: 10.1111/prd.12344.
33. O'Connor JP, Milledge KL, O'Leary F, Cumming R, Eberhard J, Hirani V : (2020) Poor dietary intake of nutrients and food groups are associated with increased risk of periodontal disease among community-dwelling older adults: A systematic literature review. Nutr Rev 78:175–188. doi: 10.1093/nutrit/nuz035.
34. Iwasaki M, Taylor GW, Moynihan P, Yoshihara A, Muramatsu K, Watanabe R, Miyazaki H : (2011) Dietary ratio of n-6 to n-3 polyunsaturated fatty acids and periodontal disease in community-based older Japanese: A 3-year follow-up study. Prostaglandins Leukot Essent Fatty Acids 85:107–112. doi: 10.1016/j.plefa.2011.04.002.
35. Iwasaki M, Moynihan P, Manz MC, Taylor GW, Yoshihara A, Muramatsu K, Watanabe R, Miyazaki H : (2013) Dietary antioxidants and periodontal disease in community-based older Japanese: A 2-year follow-up study. Public Health Nutr 16:330–338. doi: 10.1017/S1368980012002637.
36. The Herman Ostrow School of Dentistry of USC : Dentist's Guide to Tooth Erosion, Attrition, Abrasion & Abfraction. https://ostrowonline.usc.edu/dental-erosion-attrition-abrasion-abfraction/
37. Adegboye AR, Christensen LB, Holm-Pedersen P, Avlund K, Boucher BJ, Heitmann BL : (2012) Intake of dairy products in relation to periodontitis in older Danish adults. Nutrients 4:1219–1229. doi: 10.3390/nu4091219.
38. Dental Erosion. 2021. https://www.ada.org/resources/research/science-and-research-institute/oral-health-topics/dental-erosion
39. Reddy A, Norris DF, Momeni SS, Waldo B, Ruby JD : (2016) The pH of beverages in the United States. J Am Dent Assoc 147:255–263. doi: 10.1016/j.adaj.2015.10.019.
40. Liska D, Kelley M, Mah E : 100% Fruit Juice and Dental Health: A Systematic Review of the Literature. Front Public Health 7:190. doi: 10.3389/fpubh.2019.00190.
41. Carvalho TS, Lussi A : (2020) Chapter 9: Acidic Beverages and Foods Associated with Dental Erosion and Erosive Tooth Wear. Monogr Oral Sci 28:91–98. doi: 10.1159/000455376.
42. Dominguez LJ, Veronese N, Baiamonte E, Guarrera M, Parisi A, Ruffolo C, Tagliaferri F, Barbagallo M : (2022) Healthy Aging and Dietary Patterns. Nutrients 14:889. doi: 10.3390/nu14040889.
43. Siddarth P, Li Z, Miller KJ, Ercoli LM, Merril DA, Henning SM, Heber D, Small GW : (2020) Randomized placebo-controlled study of the memory effects of pomegranate juice in middle-aged and older adults. Am J Clin Nutr 111:170–177. doi: 10.1093/ajcn/nqz241.
44. Chai SC, Davis K, Zhang Z, Zha L, Kirschner KF : (2019) Effects of Tart Cherry Juice on Biomarkers of Inflammation and Oxidative Stress in Older Adults. Nutrients 11:228. doi: 10.3390/nu11020228.
45. Pontefract HA : (2002) Erosive toothwear in the elderly population. Gerodontology 19:5–16. doi: 10.1111/j.1741-2358.2002.00005.x.

46. O'Toole S, Bernabé E, Moazzez R, Bartlett D : (2017) Timing of dietary acid intake and erosive tooth wear: A case-control study. J Dent 56:99–104. doi: 10.1016/j.jdent.2016.11.005.
47. Li H, Zou Y, Ding G : (2012) Dietary factors associated with dental erosion: A meta-analysis. PLoS ONE 7:e42626. doi: 10.1371/journal.pone.0042626.
48. Oral Health. 2023. https://www.who.int/news-room/fact-sheets/detail/oral-health.
49. 보건복지부 : 보도자료. 암환자 5년 상대생존율 72.1%, 10년새 6.6%P↑ https://www.mohw.go.kr/board.es?mid=a10503000000&bid=0027&list_no=1479539&act=view
50. Diet, Nutrition, Physical Activity and Cancers of the Mouth, Pharynx and Larynx. 2018. https://www.wcrf.org/wp-content/uploads/2021/02/mouth-pharynx-larynx-cancer-report.pdf
51. Hashibe M, Brennan P, Benhamou S, Castellsague X, Chen C, Curado MP, Dal Maso L, Daudt AW, Fabianova E, Fernandez L, Wünsch-Filho V, Franceschi S, Hayes RB, Herrero R, Koifman S, La Vecchia C, Lazarus P, Levi F, Mates D, Matos E, Menezes A, Muscat J, Eluf-Neto J, Olshan AF, Rudnai P, Schwartz SM, Smith E, Sturgis EM, Szeszenia-Dabrowska N, Talamini R, Wei Q, Winn DM, Zaridze D, Zatonski W, Zhang ZF, Berthiller J, Boffetta P : (2008) Alcohol drinking in never users of tobacco, cigarette smoking in never drinkers, and the risk of head and neck cancer: pooled analysis in the International Head and Neck Cancer Epidemiology Consortium. J Natl Cancer Inst. 2007 May 16;99(10):777-89. doi: 10.1093/jnci/djk179. Erratum in: J Natl Cancer Inst 100(3):225. Fernandez, Leticia [added].
52. Fried LP. Ferrucci L, Darer J, Williamson JD, Anderson G : (2004) Untangling the Concepts of Disability, Frailty, and Comorbidity: Implications for Improved Targeting and Care. J Gerontol Series A 59(3):M255-M263. https://doi.org/10.1093/gerona/59.3.M255
53. Budtz-Jørgensen E, Chung JP, Mojon P : (2000) Successful aging—The case for prosthetic therapy. J. Public Health Dent 60:308–312. doi: 10.1111/j.1752-7325.2000.tb03340.x.
54. Salmi A, Komulainen K, Nihtilä A, Tiihonen M, Nykänen I, Hartikainen S, Suominen AL : (2022) Eating problems among old home care clients. Clin Exp Dent Res 8:959–968. doi: 10.1002/cre2.585.
55. Altenhoevel A, Norman K, Smoliner C, Peroz I : (2012) The impact of self-perceived masticatory function on nutrition and gastrointestinal complaints in the elderly. J Nutr Health Aging 16:175–178. doi: 10.1007/s12603-011-0342-8.
56. Cederholm T, Jensen GL, Correia MI, Gonzalez MC, Fukushima R, Higashiguchi T, Baptista G, Barazzoni R, Blaauw R, Coats AJ, Crivelli A, Evans DC, Gramlich L, Fuchs-Tarlovsky V, Keller H, Llido L, Malone A, Mogensen KM, Morley JE, Muscaritoli M, Nyulasi I, Pirlich M, Pisprasert V, de van der Schueren MAE, Siltharm S, Singer P, Tappenden K, Velasco N, Waitzberg D, Yamwong P, Yu J, Van Gossum A, Compher C; GLIM Core Leadership Committee; GLIM Working Group : (2019) GLIM criteria for the diagnosis of malnutrition—A consensus report from the global clinical nutrition community. Clin Nutr 38:1–9. doi: 10.1016/j.clnu.2018.08.002.
57. Landi F, Calvani R, Tosato M, Martone AM, Ortolani E, Savera G, Sisto A, Marzetti E : (2016) Anorexia of Aging: Risk Factors, Consequences, and Potential Treatments. Nutrients 8:69. doi: 10.3390/nu8020069.
58. Azzolino D, Passarelli PC, de Angelis P, Piccirillo GB, D'Addona A, Cesari M : (2019) Poor

Oral Health as a Determinant of Malnutrition and Sarcopenia. Nutrients 11:2898. doi: 10.3390/nu11122898.

59. Yan GLK, Tan MN, Wong ML, Tay CM, Allen PF : (2022) Functional Dentition, Chronic Periodontal Disease and Frailty in Older Adults—A Narrative Review. Int J Environ Res Public Health 20:502. doi: 10.3390/ijerph20010502.
60. No author listed. WHO Expert Committee Recent : (1992) Advances in Oral Health. Report of a WHO Expert Committee. World Health Organ Tech Rep Ser 826:1–37. https://pubmed.ncbi.nlm.nih.gov/1462607/
61. Gotfredsen K, Walls AW : (2007) What dentition assures oral function? Clin Oral Implants Res 18(Suppl. S3):34–45. doi: 10.1111/j.1600-0501.2007.01436.x.
62. Kassebaum NJ, Bernabé E, Dahiya M, Bhandari B, Murray CJ, Marcenes W : (2014) Global Burden of Severe Tooth Loss: A Systematic Review and Meta-analysis. J Dent Res 93(Suppl. S7):20S–28S. doi: 10.1177/0022034514537828.
63. Fleming E, Afful J, Griffin SO : (2020) Prevalence of Tooth Loss among Older Adults: United States, 2015–2018. National Center for Health Statistics; Hyattsville, MD, USA: pp.1–8. NCHS Data Brief No. 368. https://www.cdc.gov/nchs/products/databriefs/db368.htm
64. Friedman PK, Kaufman LB, Karpas SL : (2014) Oral health disparity in older adults: Dental decay and tooth loss. Dent Clin N Am 58:757–770. doi: 10.1016/j.cden.2014.06.004.
65. Singh KA, Brennan DS : (2012) Chewing disability in older adults attributable to tooth loss and other oral conditions. Gerodontology 229:106–110. doi: 10.1111/j.1741-2358.2010.00412.x.
66. Mishellany A, Woda A, Labas R, Peyron MA : (2006) The challenge of mastication: Preparing a bolus suitable for deglutition. Dysphagia 21:87–94. doi: 10.1007/s00455-006-9014-y.
67. Zelig R, Goldstein S, Touger-Decker R, Firestone E, Golden A, Johnson Z, Kaseta A, Sackey J, Tomesko J, Parrott JS : (2022) Tooth Loss and Nutritional Status in Older Adults: A Systematic Review and Meta-analysis. JDR Clin Trans Res 7:4–15. doi: 10.1177/2380084420981016.
68. Pina GMS, Mota Carvalho R, Silva BSF, Almeida FT : (2020) Prevalence of hyposalivation in older people: A systematic review and meta-analysis. Gerodontology 37:317–331. doi: 10.1111/ger.12497.
69. Iwasaki M, Yoshihara A, Ito K, Sato M, Minagawa K, Muramatsu K, Watanabe R, Manz MC, Ansai T. Miyazaki H : (2016) Hyposalivation and dietary nutrient intake among community-based older Japanese. Geriatr Gerontol Int 2016;16:500–507. doi: 10.1111/ggi.12500.
70. Norman K, Haß U, Pirlich M : (2021) Malnutrition in Older Adults-Recent Advances and Remaining Challenges. Nutrients 13:2764. doi: 10.3390/nu13082764.
71. McKenna G, Allen PF, Flynn A, O'Mahony D, DaMata C, Cronin M, Woods N : (2012) Impact of tooth replacement strategies on the nutritional status of partially-dentate elders. Gerodontology 29:e883–e890. doi: 10.1111/j.1741-2358.2011.00579.x.
72. World Health Organization : [Technical series on primary health care] Integrated Care for Older People(ICOPE). 2018. https://www.who.int/publications/i/item/WHO-HIS-SDS-2018.44
73. Harnagea H, Couturier Y, Shrivastava R, Girard F, Lamothe L, Bedos CP, Emami E : (2017) Barriers and facilitators in the integration of oral health into primary care: A scoping review. BMJ

Open. 7:e016078. doi: 10.1136/bmjopen-2017-016078.
74. Moynihan P : (2007) Foods and dietary factors that prevent dental caries. Quintessence Int 38:320–324. https://pubmed.ncbi.nlm.nih.gov/17432788/
75. McGowan L, McCrum LA, Watson S, Cardwell C, McGuinness B, Rutherford H, Paice V, Moore C, Brocklehurst PR, Woodside JV, McKenna G : (2020) The impact of oral rehabilitation coupled with healthy dietary advice on the nutritional status of adults: A systematic review and meta-analysis. Crit Rev Food Sci Nutr 60:2127–2147. doi: 10.1080/10408398.2019.1630600.
76. Chan AKY, Tamrakar M, Jiang CM, Tsang YC, Leung KCM, Chu CH : (2022) Clinical evidence for professionally applied fluoride therapy to prevent and arrest dental caries in older adults: A systematic review. J Dent 125:104273. doi: 10.1016/j.jdent.2022.104273.